Gewürze

zum Kochen und Heilen

Dr. med. Yvonne Höflinger

Gewürze

zum Kochen und Heilen

Dr. med. Yvonne Höflinger

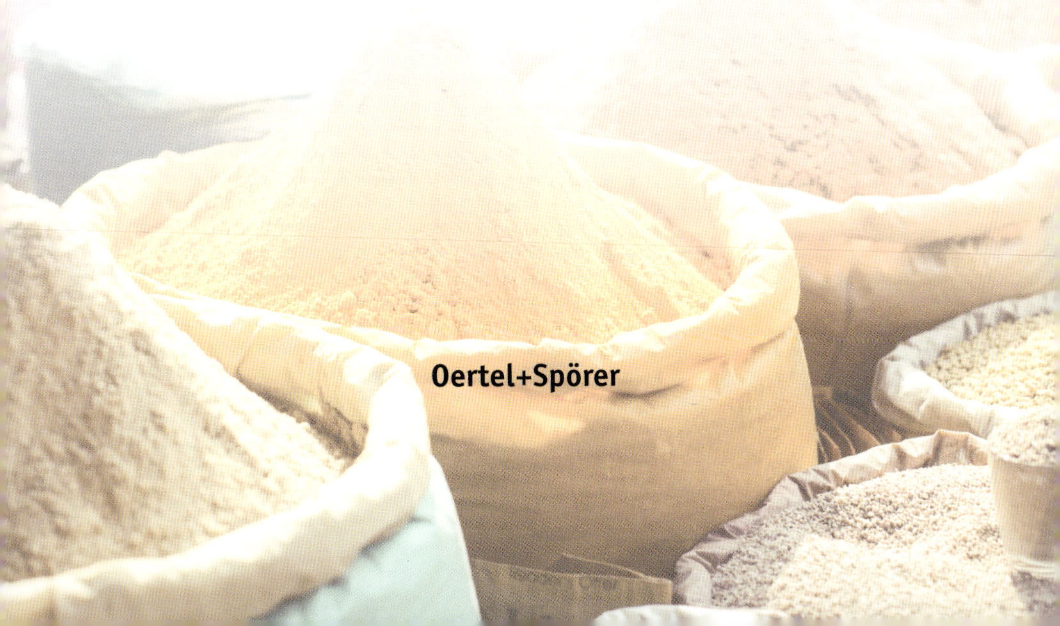

Oertel+Spörer

Inhalt

Vorwort

Vollkommen selbstverständlich gehen wir heute im Supermarkt an einem Gewürzregal vorbei und nehmen die abgepackten Päckchen heraus. Doch machen wir uns eigentlich Gedanken, wo der Inhalt dieser Päckchen herkommt?
Wo liegen eigentlich zum Beispiel die Gewürzinseln? Welche Menschen haben die exotischen Gewürze entdeckt und vor Jahrhunderten hierher gebracht? Kann man einige Gewürze auch hierzulande finden und anbauen? Was hat man zu früheren Zeiten für sie bezahlt, und wo konnte man sie erwerben?
Eines ist ganz sicher: Der geringe Preis, den wir heute an der Kasse bezahlen, wäre noch vor ein paar Jahrhunderten unvorstellbar gewesen.

Denken wir noch daran, dass vor nicht allzu langer Zeit ein regelrechter Krieg auf den Weltmeeren zwischen Holländern, Portugiesen, Engländern und Ureinwohnern ferner Inseln und Länder um die Handelsmonopole des Inhalts dieser Gewürzpäckchen stattfand?

Kennen wir noch Namen von Männern, wie beispielsweise Pierre Poivre, die ihr Leben für Gewürze aufs Spiel setzten? Nachdem der portugiesische Seefahrer Bartholomeu Diaz (um 1450 – 1500) 1487 das Kap der Guten Hoffnung bezwungen hatte, war es an Vasco da Gama (1469 – 1524), dem nächsten großen Seefahrer aus Portugal, den Seeweg um das berüchtigte Kap der Guten Hoffnung herum nach Indien zu finden und somit direkten Zugang zu orientalischen Gewürzen zu schaffen. Zu jener Zeit galt es, die extremen Verteuerungen, beispielsweise von Pfeffer, durch arabische, türkische, persische und venezianische Zwischenhändler abzustellen.

Gelingt es uns in unserem Zeitalter, wo es ein Leichtes ist, morgen einen Flug zu buchen und in ein paar Stunden in einer anderen Welt zu sein, uns noch vorzustellen, was wohl solch ein Mann gefühlt haben muss, als er am 8. Juli 1497 den Hafen von Lissabon verließ? Ob ihn wohl schauderte bei den Gedanken daran, wann, wo und ob er irgendwo ankommen würde? Welche Gewürze er finden würde? Ob er sie heil mit nach Hause bringen konnte? Ob sie den gewünschten Absatzmarkt erzielten? Und ob wohl genug dafür bezahlt wurde?

Im Jahre 1770 gelang es dem Franzosen Pierre Poivre (1719 – 1786), Muskat- und Nelkensetzlinge aus den Gewürzinseln nach Mauritius zu schmuggeln und auf diese Weise das Monopol der Holländer bei diesen beiden Gewürzen aufzuheben.
Doch Namen wie Diaz, Da Gama und Poivre spielen heute fast nur noch in Geschichtsbüchern eine Rolle. Kaum vorstellbar ist, dass es Zeiten gab, in denen eine Muskatnuss mit Gold aufgewogen wurde oder dass in Deutschland im Jahre 1393 für ein Pfund Muskatnuss sieben fette Ochsen bezahlt werden mussten.

Interessant und ebenfalls oft nicht mehr bedacht ist die große Heilwirkung, die Gewürze haben. Der Übergang zwischen geschmackvoller Zutat in der Küche und Arzneimittel in der Arztpraxis ist fließend, so zum Beispiel die wärmende und infektabweisende Wirkung von Ingwer. Es ist kein Wunder, dass die Ärzte der Traditionellen Chinesischen Medizin (TCM) sagen: „Ein guter Arzt muss auch kochen können." In der TCM wird durch die Klassifikation des Geschmacks und Temperaturverhaltens von Lebensmitteln und insbesondere von Gewürzen ein Ungleichgewicht im Körper therapiert. Der scharfe Geschmack des Pfeffers beispielsweise treibt im Herbst die Lungenenergiebahn (Lungenmeridian) an, der das Immunsystem zugeordnet wird. Interessant ist, dass im Mittelalter in unseren Breiten, unabhängig von der chinesischen Kultur, ähnliche Klassifizierungen von Lebensmitteln bekannt waren und angewandt wurden. So wusste Hildegard von Bingen (1098 – 1179), Heilerin und Äbtissin, um kühlende und wärmende oder verschleimende und austrocknende Eigenschaften von Lebensmitteln und Heilpflanzen. Aufgrund mangelnder Kühlungs- und Konservierungsmöglichkeiten sah man in Nahrungsmitteln oft die Ursache für Erkrankungen. Man weiß, dass das Wissen um thermische Eigenschaften der

Lebensmittel im Mittelalter in Europa auch anderweitig allgemein bekannt war. Beispielsweise in Beaune, Burgund (Frankreich), im so genannten „Hôtel Dieu“, einem Armenkrankenhaus. Dort kann man bei einer Führung durch die ehemalige „Krankenhausküche“ vom gezielten Einsatz der Lebensmittel und Gewürze bei Krankheiten erfahren. Die allgemeine Ernährung war zu der Zeit thermisch meist zu kalt und zu feucht, weswegen wärmende oder heiße Gewürze wie beispielsweise Pfeffer, welcher auch noch zur Konservierung von Fleisch beitrug, reißenden Absatz fanden.

Jedoch, man staune, auch in der Klassischen Homöopathie, die von Dr. med. Samuel Hahnemann (1755 – 1843) etabliert wurde, werden unter vielen anderen auch Arzneimittel aus potenzierten Gewürzen angewandt. Beispielsweise Nux moschata, die Muskatnuss, oder Natrium chloratum, Meersalz, spielen bei dieser Therapieform der Medizin eine Rolle.

Das Wort „Gewürz“ stammt vom althochdeutschen Wort „Wurz“, was Wurzel oder Pflanze bedeutet. Die Wirkungen der ätherischen Öle unserer Gewürze haben die volksheilkundliche Anwendung in der Medizin geprägt. Jede Mutter weiß, dass sie ihrem Baby bei Blähungen einen Fencheltee zubereiten kann oder den Bauch mit einem Anis-Fenchel-Kümmel-Öl massieren sollte.

Auch in der ayurvedischen Medizin Indiens, die in der Diätetik der Traditionellen Chinesischen Medizin sehr ähnlich ist, spielen Gewürze eine große Rolle. Der indische Chai (Tee) besteht aus schwarzem Tee, heißer Milch, Honig oder Zucker und verschiedenen Gewürzen wie Kardamom, Zimt, Nelken, Fenchel, Anis und Ingwer. Er wirkt beruhigend, verdauungsfördernd und stärkt die Nerven.
In heißen Ländern benötigte man in Zeiten, wo noch keine Kühlschränke verfügbar waren, Gewürze, die desinfizierend und entzündungshemmend auf den Magen-Darm-Trakt wirkten, wie beispielsweise Nelken.

Gewürze sollten trocken und möglichst in dunklen Gefäßen gelagert werden. Ein dichter Verschluss sorgt dafür, dass sich die ätherischen Öle nicht verflüchtigen. Man sollte sie im Allgemeinen rasch verbrauchen. Frische Gewürze, die man selbst im Topf oder Garten ziehen kann, wie Ysop oder Thymian, sollten am besten frisch geerntet auf den Tisch kommen. Getrocknet sind sie ebenfalls möglichst rasch zu verbrauchen. Wenn man Gewürze zu lange aufbewahrt, lässt die Intensität ihres Geschmacks und auch ihre Heilwirkung nach.

Mit meinem Buch wünsche ich Ihnen eine interessante Reise durch die Welt der Gewürze. Sowohl exotische als auch heimische haben ihren Platz darin gefunden, sodass ein möglichst weites Spektrum abgedeckt wird. Sie werden aus verschiedensten therapeutischen Blickwinkeln begutachtet. Es gibt besondere Tipps, etwas über die frühere Verwendung der jeweiligen Gewürze oder einfach Bemerkenswertes. Am Ende des Buches finden Sie in einem kleinen Einsteckbüchlein zu jeder Gewürzvorstellung ein leckeres Kochrezept, mit dem auch gleich die praktische Anwendung gewährleistet ist.
Viel Freude beim Schmökern und Kochen und gute Gesundheit wünsche ich Ihnen!

Dr. med. Yvonne Höflinger

Widmung:

Ohne meine Mutter und meine französische Schüleraustauschfamilie wären meine Kochkünste und meine Liebe zum Kochen nicht so intensiv und vielfältig geworden. Ich widme dieses Buch deswegen meiner eigenen Mutter, Frau Edith Höflinger, und meiner französischen Schüleraustauschmutter, Frau Marie-Thérèse Charrier, Charlieu - St. Pierre la Noaille, Frankreich, in Liebe und Dankbarkeit für all die „kulinarischen Umarmungen", die sie mir in meinem Leben schon geschenkt haben.

Danksagung:

Ein herzliches Dankeschön für die gelungenen Rezeptbeiträge an: Marie-Thérèse Charrier, Yvette Barnay, Edith Höflinger, Ursula Heitele, Gisela Landau, Sylvia Neumann, Margarete Koch (†), Nicole Schaich und Dr.med. Sepideh Moini-Baumgärtner.

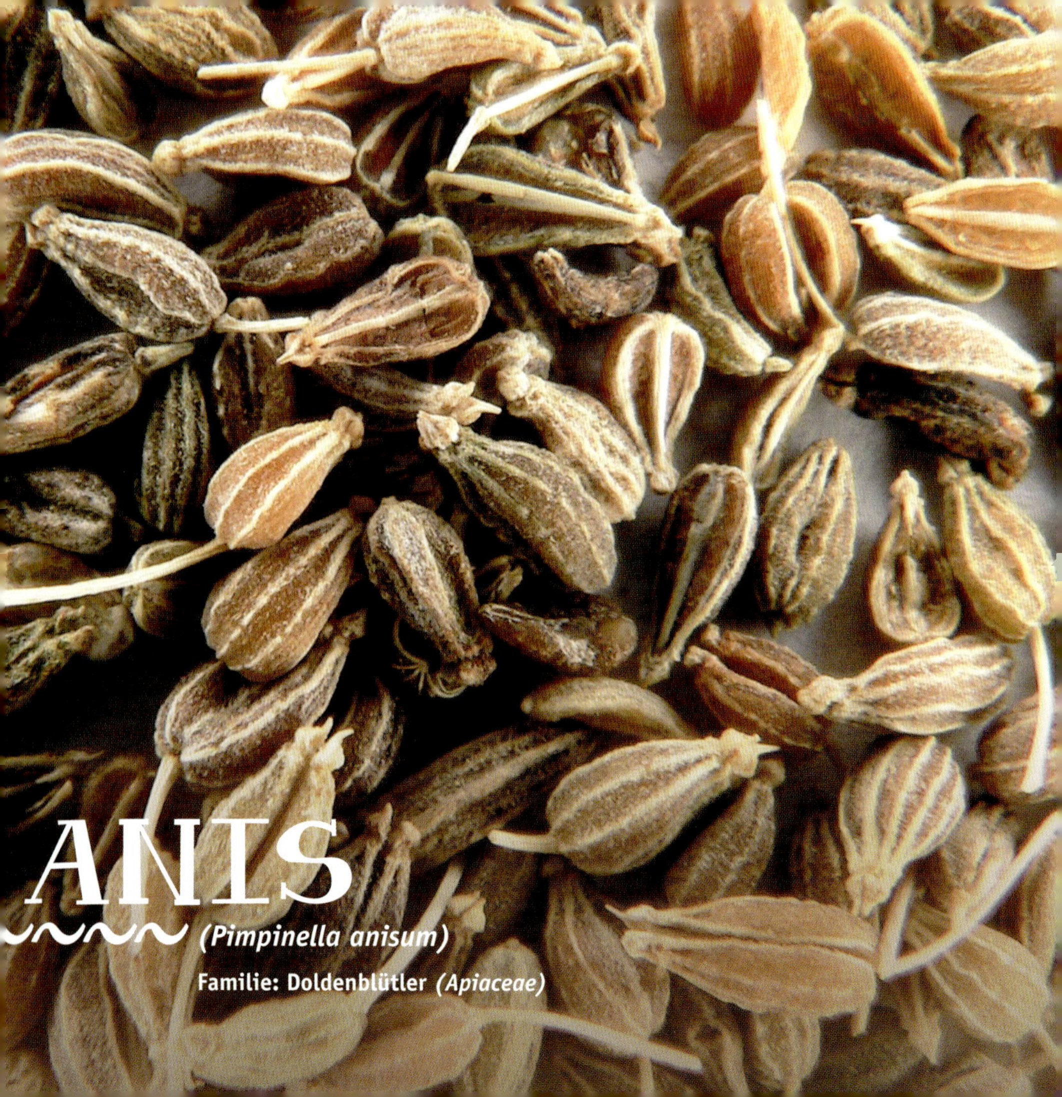

ANIS

(Pimpinella anisum)

Familie: Doldenblütler *(Apiaceae)*

Herkunft:

Anissamen ist botanisch mit Kümmel, Kreuzkümmel, Fenchel und Dill verwandt.
Er stammt ursprünglich aus dem östlichen Mittelmeergebiet und dem Mittleren Osten.

Verwendung in der Volksheilkunde und als Gewürz:

Als Zutat zu fetthaltigen Speisen wirkt Anis verdauungsfördernd. Er regt die Produktion von Gallenflüssigkeit an, mildert Blähungen und wird zusammen mit Fenchel und Kümmel bei den Dreimonatskoliken der Babys als Tee eingesetzt. In Indien werden ganze Anissamen nach den Mahlzeiten zur Verdauungsförderung und Erfrischung des Atems gekaut. Anis-Tee fördert die Milchproduktion stillender Mütter. Auch bei Husten kann Anis-Tee als Hustenreiz stillender und schleimlösender Tee eingesetzt werden. Des Weiteren wirkt dieser nebenbei nervenberuhigend. Anis ist Bestandteil vieler Hustensäfte und Hustenbonbons. Als Aromatisierung verschiedener Schnäpse wie des französischen Pastis, Anisette, des türkischen Raki oder des griechischen Ouzo ist Anis ebenfalls bekannt. Diese dienen als Aperitif oder auch nach dem Essen der Verdauungsanregung.

Als Heil- und Würzmittel ist Anis seit ca. 3.500 Jahren bekannt. Schon die Ägypter verwendeten ihn, jedoch gelangte er durch die Römer ins restliche Mittelmeergebiet. Der Anbau von Anis, u.a. zu medizinischen Zwecken, verbreitete sich im Mittelalter dann über ganz Europa. Im 16. Jahrhundert wuchsen die aromatischen ovalen Samen in vielen Küchengärten, um in Weihnachtsgebäck, Brot oder Kuchen zusammen mit anderen Gewürzen Verwendung zu finden.

Anis-Tee:

½ TL (1–2 Gramm) im Mörser zerstoßen und mit ca. 150 ml heißem Wasser übergießen. Lassen Sie den Tee 5–15 Minuten ziehen und seihen Sie ihn dann ab. Man kann ihn mit etwas Honig süßen.

Homöopathische Verwendung:

In der Homöopathie spielt Anis in Form von *Anisum* in D1 oder D2 bei Appetitlosigkeit und Blähungen sowie Durchfällen von zahnenden Kleinkindern eine Rolle. Man gibt 1–3 Mal täglich 5 Globuli, je nach Intensität des Beschwerdebildes.

Verwendung in der Chinesischen Medizin:

Durch sein warmes Temperaturverhalten und den aromatischen, leicht süßlichen, aber auch scharfen Geschmack erwärmt Anissamen den Verdauungstrakt und wird eingesetzt bei Blähungen, Magenkrämpfen, Bauchkrämpfen, Reizdarm, Durchfällen sowie Milchmangel stillender Mütter. Aber auch bei Schlafstörungen durch stressbedingte Unruhe kommt Anis in der Traditionellen Chinesischen Medizin zum Einsatz. Ebenso findet Anissamen Verwendung bei Erkältungen mit Schleimbildung und krampfartigem Hustenreiz.

Frühere Verwendung:

Schon die Römer reichten zu einer fettreichen Mahlzeit Anis-Kuchen zur Verdauungsförderung und zur Erfrischung des Atems. Anis-Öl wurde früher als Einreibung gegen Läuse und Krätzemilben verwendet. Im Mittelalter galt Anis als Aphrodisiakum.

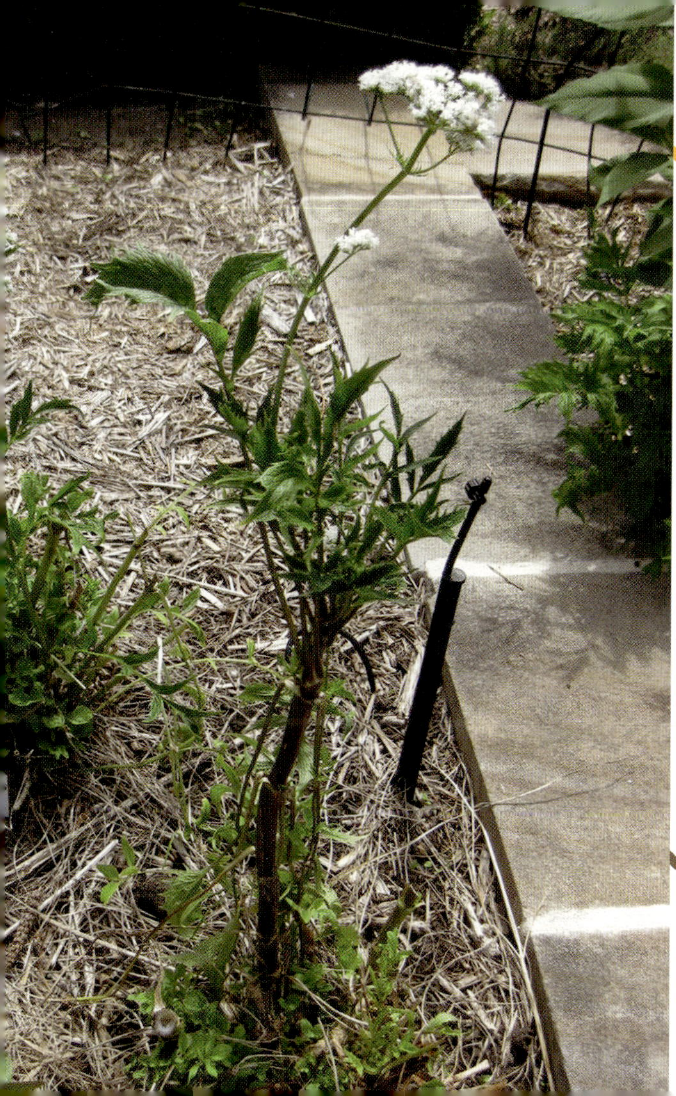

Der besondere Tipp:

Gemahlener Anis verliert wie andere Gewürze in gemahlener Form schnell seinen typischen süßlichen Geschmack und Geruch. Kaufen Sie ganze Anissamen und zerreiben Sie sie kurz vor Gebrauch in einem Mörser. Verwenden Sie wegen seines ergiebigen Aromas nur maximal ½ TL für ein Gericht. Gute Qualitäten haben wenige Stilansätze.

Vorsicht: Nicht während der Schwangerschaft einsetzen.

Ein leckeres

Anis-Rezept

finden Sie im Rezeptbuch, S. 5.

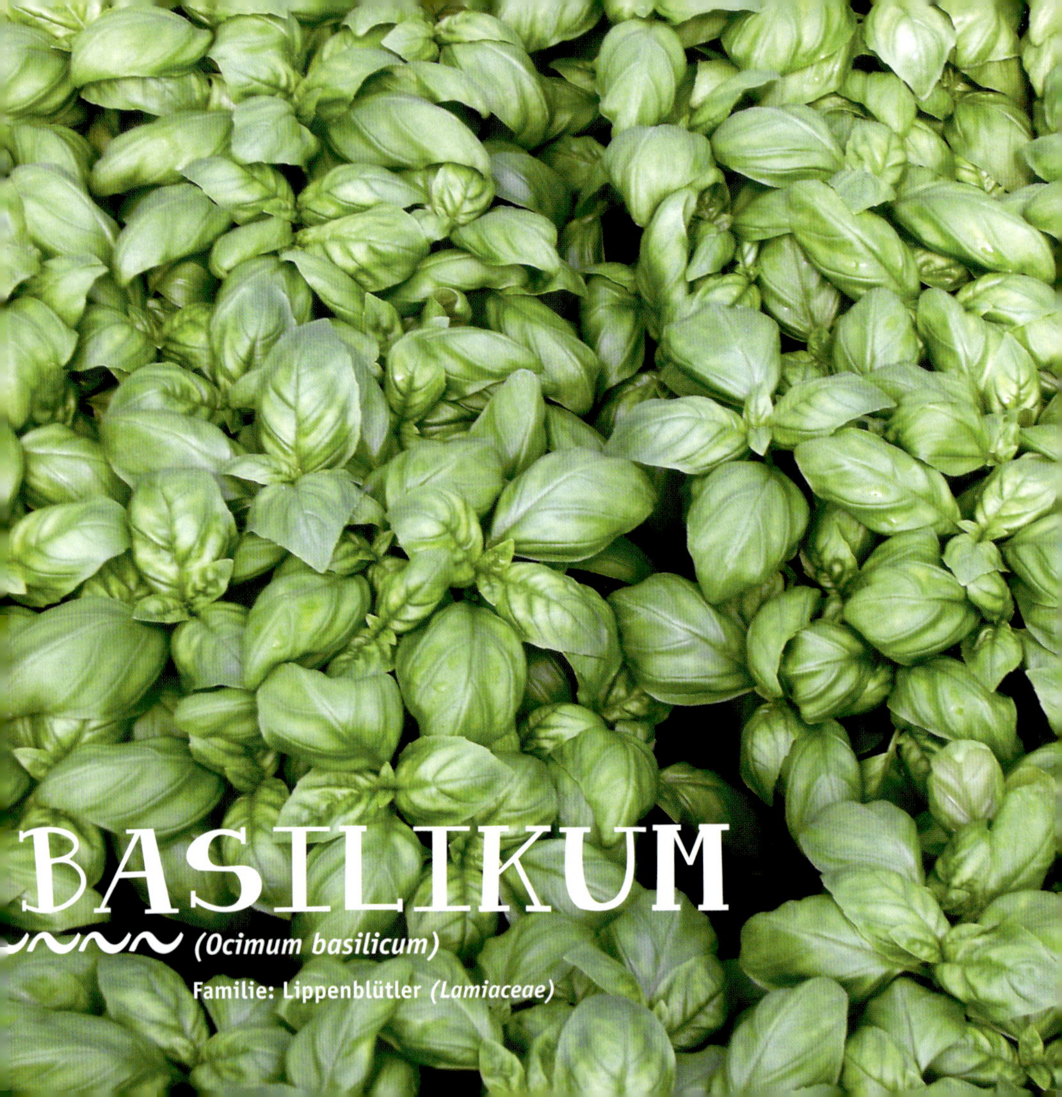

BASILIKUM

(Ocimum basilicum)

Familie: Lippenblütler *(Lamiaceae)*

Herkunft:

Wahrscheinlich ist Indien das Ursprungsland des Basilikums. Eindeutig zuordenbare Wildformen gibt es leider nicht mehr. Heute wird es aber meist in Mittelmeerländern angebaut, da sein Aroma besser wird, je intensivere Sonneneinstrahlung es erfährt. Jedoch gedeiht Basilikum auch in gemäßigten Breiten auf der ganzen Welt in Gärten und Töpfen.

Verwendung in der Volksheilkunde und als Gewürz:

Appetitlosigkeit, Blähungen, Magenverstimmungen, Schlaflosigkeit und nervöse Unruhe sind Einsatzgebiete eines Basilikum-Tees in der Volksheilkunde. Bei chronischen Blähungen kann eine Kur damit gemacht werden. Man sollte dann täglich 2 Mal 1 Tasse 8 Tage lang trinken, macht dann aber vor der Wiederholung 14 Tage Pause.

Frische, zerriebene Blätter kann man auf Insektenstiche einreiben, und der Topf Basilikum am Fenster soll Fliegen fernhalten.

Als Gewürz hielt Basilikum in unsere deutsche Küche erst richtig Einzug, nachdem in den 50er-Jahren viele Deutsche nach Italien in den Urlaub reisten. Die aromatisch schmeckenden Blätter werden in der italienischen Küche auf Salaten, in Tomaten- oder Pastasaucen verwendet.

Basilikum-Tee:

1–2 gehäufte TL Basilikumblätter (2–4 g) nach dem Übergießen mit 250 ml kochendem Wasser 10–15 Minuten vor dem Abseihen ziehen lassen.

Vorsicht: Starkes Waschen oder langes Mitkochen in Speisen verursacht einen starken Aromaverlust des Gewürzes. Nur der indische, heilige Basilikum (Tulsi) benötigt zur vollen Entfaltung seines Aromas kurzes Mitkochen. In Form von öligem Pesto bleibt das Aroma gut erhalten, da es sich in Fett löst.

Homöopathische Verwendung:

Ocimum basilicum ist homöopathisch in tiefen Potenzen (D 1 und C 1) erhältlich. Sein Einsatzgebiet ist dasselbe wie in der Volksheilkunde. Täglich, je nach Beschwerdenintensität, können 1 – 3 Mal 5 Tropfen eingenommen werden. Etwas häufiger wird in der Homöopathie *Ocimum canum*, Kampferbasilikum, verwendet. Sein Einsatzgebiet sind v. a. Nierenerkrankungen (Nierengrieß, Nierensteine, Krankheiten der Harnleiter, der Blase und Harnröhre) sowie Erkrankungen des Magen-Darm-Traktes. Bitte holen Sie jedoch vor der Anwendung ärztlichen Rat ein.

Verwendung in der Chinesischen Medizin:

Sein Geschmack wird als scharf, leicht bitter und leicht süß klassifiziert, seine Temperatur als warm. Er beruhigt den Geist, kann also bei Schlaflosigkeit und unruhigen Träumen medizinisch eingesetzt werden. Auch für die Behandlung von Magenkrämpfen, Verdauungsschwäche, Verstopfung, Übelkeit, Darmentzündung und Blähungen ist er in der Traditionellen Chinesischen Medizin bekannt. Bei grippalen Infekten, auch mit Fieber und Husten mit hellem Schleim, Rückenschmerzen, Milchmangel stillender Mütter, Brustdrüsenentzündung, Konzentrationsschwäche, Kältegefühl, Menstruationskopfschmerzen findet Basilikum in Form von Tee Anwendung. Durch seine wärmende Temperatureigenschaft bringt er Yang-Energie in den Körper, die geschmackliche Schärfe reguliert und bewegt das Qi die Lebensenergie. Der bittere Geschmack senkt Energie nach unten ab, was den Einsatz bei Verdauungsstörungen wie Verstopfung erklärt.

Bemerkenswertes:

Über 60 verschiedene Arten von Basilikum mit unterschiedlichen Aromen gibt es im Handel. Je nach Geschmack kann man Anis-, Zimt- oder Zitronenbasilikum in einem Topf auf dem Balkon ziehen. Wer die exotische Kochkunst vorzieht, kann auch thailändisches, stärker nach Zitronengras und süßlich schmeckendes Basilikum verwenden.

Frühere Verwendung:

Schon von den Römern wurde Basilikum angepflanzt. Die Seefahrerehefrauen Genuas schützten ihre Männer vor Skorbut, indem sie ihnen Basilikum in Form von Pesto alla genovese mitgaben. Hildegard von Bingen setzte es in Wein gekocht und mit Honig gesüßt zur Fiebersenkung ein. „Basileus", das griechische Wort für König, zeigt, dass Basilikum, im Deutschen auch „Königskraut" schon früh große Wertschätzung erfuhr. In Indien galt es als heiliges Gewächs und spielte in den Kulten um Gott Vishnu eine Rolle.

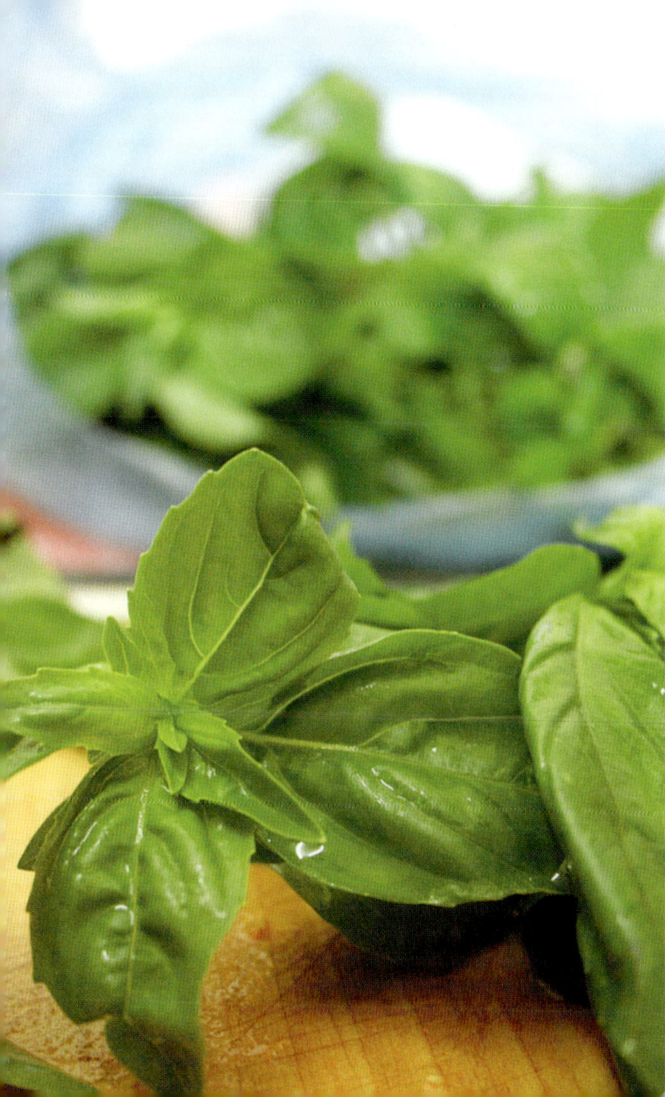

Der besondere Tipp:

Verwenden Sie einmal frische Basilikumblätter im Sommer unter Erdbeeren oder Honigmelone als Dessert. Die Kombination der Geschmacksrichtungen süß und leicht scharf schmeckt köstlich.

Ein leckeres

Basilikum-Rezept

finden Sie im Rezeptbuch, S. 7.

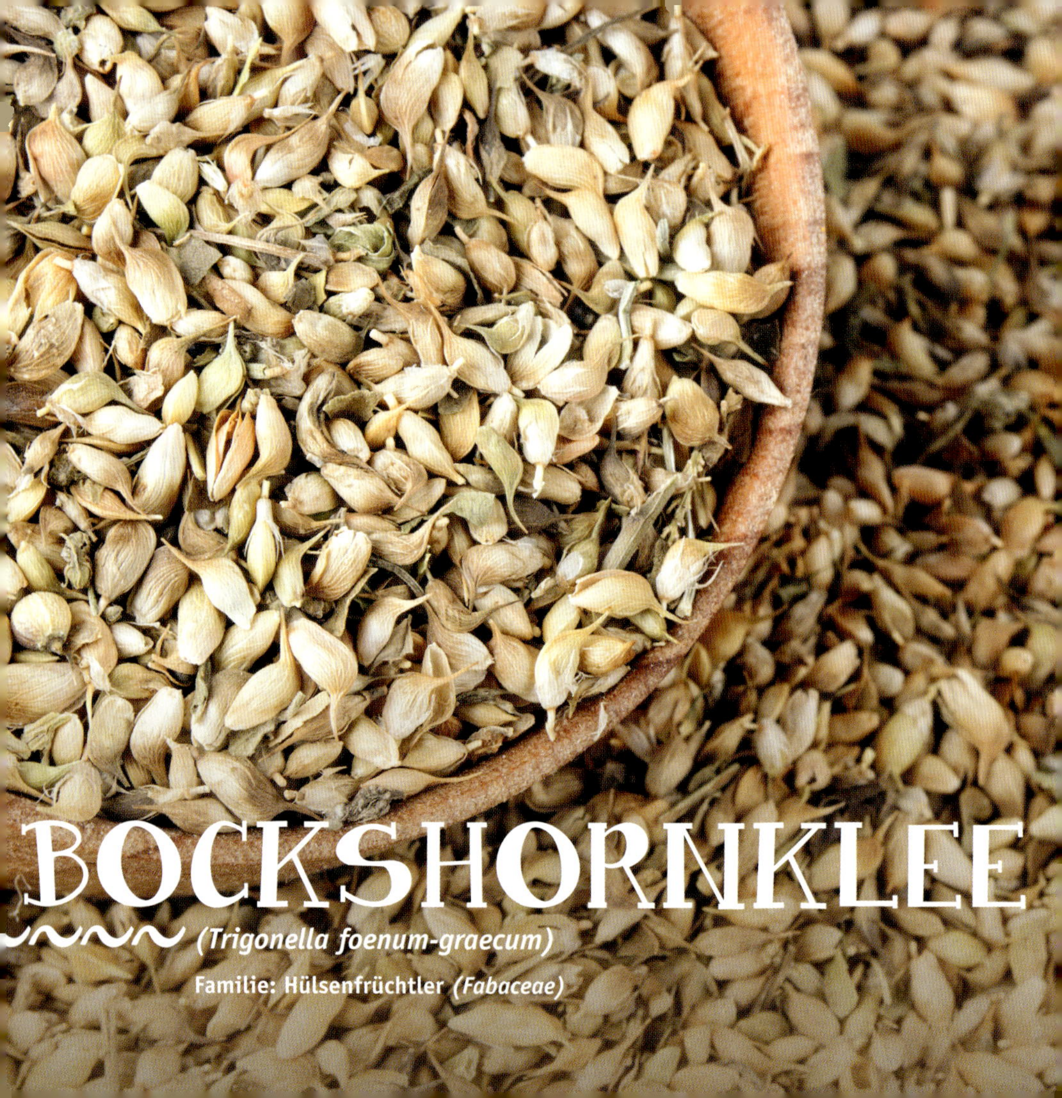

BOCKSHORNKLEE

(Trigonella foenum-graecum)

Familie: Hülsenfrüchtler ***(Fabaceae)***

Herkunft:

Der östliche Mittelmeerraum bis nach Indien ist wahrscheinlich der Ursprung dieser Heil- und Gewürzpflanze, die jedoch auch in Ostafrika vorkommt. Heutzutage wird sie in Zentralasien und im Mittelmeerraum kultiviert. Nördlich der Alpen ist der Anbau möglich.

Verwendung in der Volksheilkunde und als Gewürz:

In Europa wird nahezu ausschließlich der Samen der Pflanze in der Heilkunde und in der Küche verwendet. Bockshornkleesamen wird äußerlich in der Volksheilkunde als Breiumschlag zum Aufweichen von Furunkeln eingesetzt.

Breiumschlagzubereitung:

100 g grob gemahlener Bockshornkleesamen werden mit ein wenig Wasser vermischt unter Rühren zu einem Brei gekocht, welcher dann dick auf ein Baumwoll- oder Leinentuch gestrichen wird. Diese Auflage kann man auch auf eitrige Nagelbettentzündungen oder Karbunkel bzw. Furunkel legen. Bitte suchen Sie aber in solchen Fällen vorher ärztliche Beratung. Für die innerliche Anwendung wird solch ein Brei jedoch aus fein gemahlenem Samen gekocht, löffelweise mehrmals täglich als Kräftigungsmittel, aber auch zur Anregung der Darmtätigkeit (in diesem Fall zusammen mit viel Flüssigkeit) eingenommen.

Als Teezubereitung kann man Bockshornkleesamen zur Förderung der Milchsekretion bei Wöchnerinnen oder auch bei älteren Menschen mit Husten einsetzen. Mit einem halbstark angesetzten Tee kann man die Schweißsekretion an Händen und Füßen eindämmen, indem man sie darin badet.

Bockshornkleesamen-Tee:

2 gehäufte TL fein gemahlenen Bockshornkleesamen mit 250 ml kaltem Wasser übergießen und 3 Stunden stehen lassen. Dann kurz erhitzen bis zum Sieden und rasch abseihen.

Als Gewürz darf man nur sehr wenig verwenden, da der Bockshornkleesamen sehr stark riecht. Er ist in manchen Currymischungen enthalten. Kaufen Sie nur kleine Mengen pulverisiert und lagern sie ihn luftdicht verschlossen, dunkel und kühl, da er ansonsten schnell an Aroma verliert. Die Blätter der Bockshornkleesamenpflanze werden v.a. in der indischen Küche verwendet. In Pastirma, dem köstlich getrockneten Rindfleisch der Türkei, darf Bockshornkleesamen in der Gewürzmischung nicht fehlen.

Homöopathische Verwendung:

Bockshornkleesamen wird bislang nicht in der Homöopathie verwendet.

Verwendung in der Chinesischen Medizin:

Sein Temperaturverhalten ist warm, der Geschmack bitter, leicht scharf, leicht aromatisch und leicht süß. Bockshornkleesamen ist in der Traditionellen Chinesischen Medizin als Arzneimittel bei Blutarmut, Milchbildungsmangel, aber auch zur äußerlichen Anwendung bei Furunkeln, Abszessen, Geschwüren und Lymphdrüsenschwellungen bekannt. Er wird bei Rheuma und Gicht eingesetzt, bei Knochenmarkentzündungen, Blasenentzündung, Katarrh mit Schleimbildung, Bluthochdruck, Verdauungsschwäche, Energiemangel, Erschöpfungszuständen, bei Kältegefühl und als Aufbaumittel bei schweren Krankheiten.

Vorsicht: Nicht in der Schwangerschaft anwenden.

Bemerkenswertes:

Die Fruchthülse der Pflanze mit ihrem Samen ähnelt den Hörnern eines Ziegenbocks. Daher bekam der Bockshornklee seinen Namen. Bockshornklee ist verwandt mit Schabziegerklee und wird auch gelblicher Schabziegerklee genannt. Der Erstere (*Trigonella caerula*) wird in der Alpenregion angebaut und sowohl einer Schweizer Käsespezialität, dem Schabzieger, als auch in Südtirol dem Brot zugesetzt.

Gemahlene Bockshornkleesamen dienen als Färbemittel.

Frühere Verwendung:

Im antiken Griechenland wurde er auch „Philosophenklee“ genannt, da in Öl geröstete Bockshornkleesamen gerne von Philosophen und deren Schülern zur Verbesserung ihrer Denkleistung geknabbert wurden. Heute weiß man, dass er reich an Eisen ist und somit die Bildung roter Blutkörperchen fördert, was wiederum der Sauerstoffversorgung des Gehirns zugutekommt. Für Räucherwerk und zum Einbalsamieren wurde Bockshornkleesamen in Ägypten verwendet. Die Römer bauten ihn als Viehfutter an und nannten ihn „griechisches Heu“, was ihm den Namenszusatz *„foenum-graecum“* eingebracht hat. Im Mittelalter benutzte man ihn gegen Kahlköpfigkeit und noch heute wird er beispielsweise in Indonesien als Bestandteil von Haarwasser benutzt.

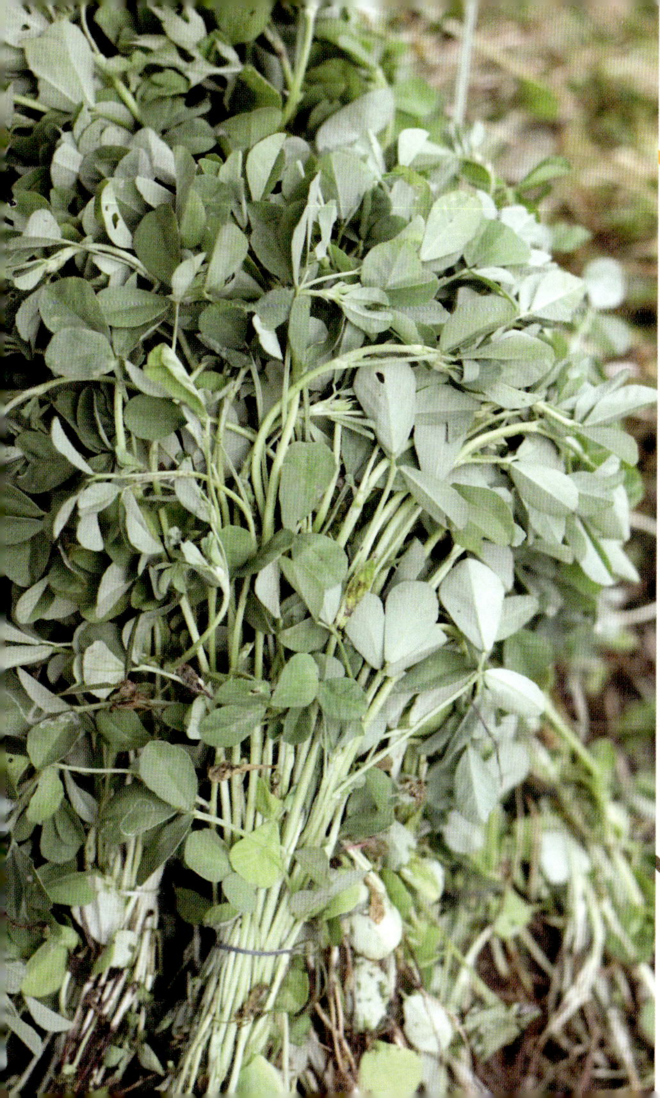

Der besondere Tipp:

Rösten Sie vor dem Mahlen die Samen entweder trocken oder in etwas Öl goldbraun, dann verlieren sie ihren bitteren Geschmack und werden eher nussig und intensiver vom Geruch her. Wenn man sie jedoch zu lange röstet, werden sie sehr bitter.

Man benötigt eine gute Mühle, da die Samen sehr hart sind. Um sie besser in einem Mörser verreiben zu können, kann man sie über Nacht einweichen.

Um den Bittergeschmack etwas abzumindern, die Samen vor der Verarbeitung mit kochendem Wasser übergießen und 15 Minuten quellen lassen.

Ein leckeres

Bockshornklee-Rezept

finden Sie im Rezeptbuch, S. 8.

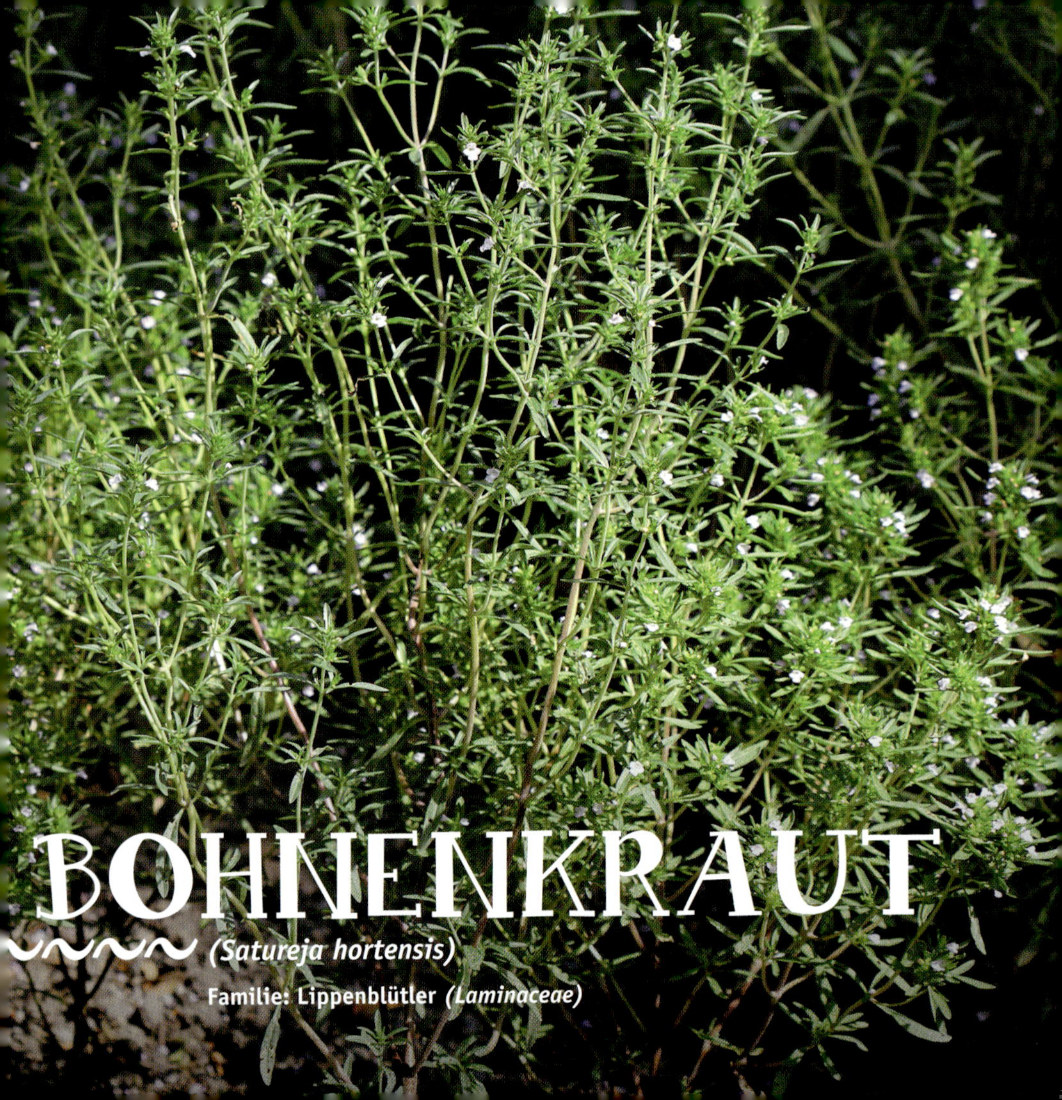

BOHNENKRAUT

(Satureja hortensis)

Familie: Lippenblütler *(Laminaceae)*

Herkunft:

Das östliche Mittelmeergebiet und das Schwarze Meer sind die ursprüngliche Heimat des Bohnenkrauts, welches von nahezu jeder Hausfrau, die einen eigenen Garten hat, hierzulande kultiviert wird.

Verwendung in der Volksheilkunde und als Gewürz:

Positiv beeinflusst wird der Magen-Darm-Bereich durch dieses Gewürz. Appetitanregend, blähungshemmend, verdauungsfördernd und Krämpfe lösend, all dies sind Eigenschaften, die ihm zugeschrieben werden. Als Gewürz holt man die frischen Blättchen aus dem Garten oder vom Balkonkasten bzw. kauft es getrocknet. Bei Durchfällen aller Art mit Gärungstendenzen wirkt Bohnenkraut hervorragend als Tee.

Man sollte Bohnenkraut zur Blütezeit ernten und an der Luft trocknen. Wie sein Name schon sagt, wird es wegen seiner blähungsmildernden Eigenschaften Bohnengerichten aller Art als Gewürz zugegeben.

Bohnenkraut-Tee:

2 TL getrocknetes Bohnenkraut mit 250 ml kochendem Wasser übergießen und vor dem Abseihen 10 Minuten ziehen lassen.

Bohnenkraut-Badezusatz:

Kann bei Keuchhusten der Kinder angewendet werden und wird folgendermaßen hergestellt: 100 g Bohnenkraut werden mit 1 l kochendem Wasser übergossen. Man lässt diesen Sud 20 Minuten ziehen, bevor man den Absud einem Vollbad zusetzt.

Homöopathische Verwendung:

Bohnenkraut wird bislang nicht in der Homöopathie verwendet.

Verwendung in der Chinesischen Medizin:

Bohnenkraut wird vom Geschmack her als scharf und leicht bitter, vom Temperaturverhalten her als warm klassifiziert. Es ist in der Lage, Wind-Kälte, welche in den Körper eingedrungen ist, zu eliminieren. Es wirkt schweißtreibend. Bei grippalen Infekten, zähem Lungenschleim und Bronchitis kommt es zur Anwendung.

Auch bei Darmkrämpfen, Blähungen und Magenschmerzen sowie Verdauungsschwäche wird es eingesetzt. Außerdem ist es dafür bekannt, das so genannte Nieren-Yang zu stärken, welches auch Hülsenfrüchten zugeschrieben wird, zu deren Gerichten in der Küche Bohnenkraut ja eingesetzt wird. Dies wiederum bedeutet, dass es bei Diagnosen wie sexueller Unlust, Impotenz, Unfruchtbarkeit, aber auch Menstruationsstörungen wie Ausbleiben der Menstruation bzw. seltener oder schwacher Menstruation angewendet wird.

Bemerkenswertes:

Bohnenkraut soll im 9. Jahrhundert von Benediktinermönchen über die Alpen nach Deutschland gelangt sein.

Frühere Verwendung:

Funde belegen, dass schon die Römer Bohnenkraut kannten. Römische Kräuterfrauen wussten um die aphrodisierende Wirkung des Sommerbohnenkrauts und führten es unter den „Liebeskräutern". Hier sieht man die Parallele zur Anwendung in der Chinesischen Medizin. In Klostergärten fand man Bohnenkraut als Arzneipflanze während des Mittelalters.

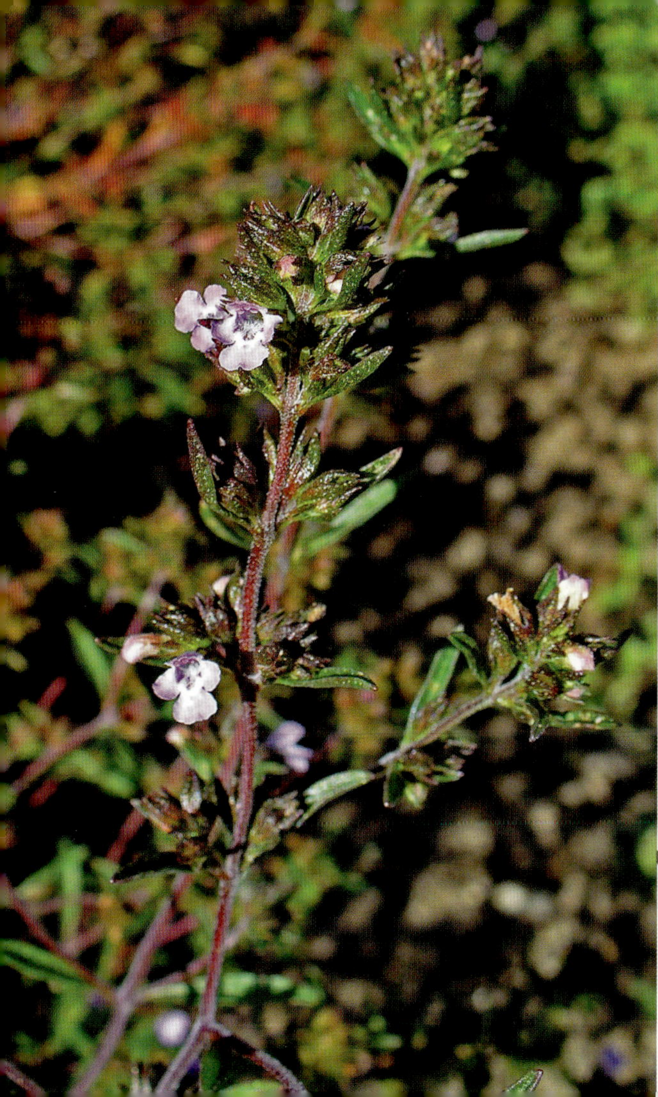

Der besondere Tipp:

Damit dieses Gewürz sein Aroma nicht verliert: Trocknen Sie Bohnenkraut, indem Sie die Stängel 10 cm über dem Boden abschneiden, kopfüber an einem trockenen Ort aufhängen und dann so in einem trockenen verschlossenen Glas aufbewahren.
Wenn man im Garten Bohnenkraut neben Buschbohnen pflanzt, werden diese von Blattläusen (nahezu) verschont.

Ein leckeres

Bohnenkraut-Rezept

finden Sie im Rezeptbuch, S. 9.

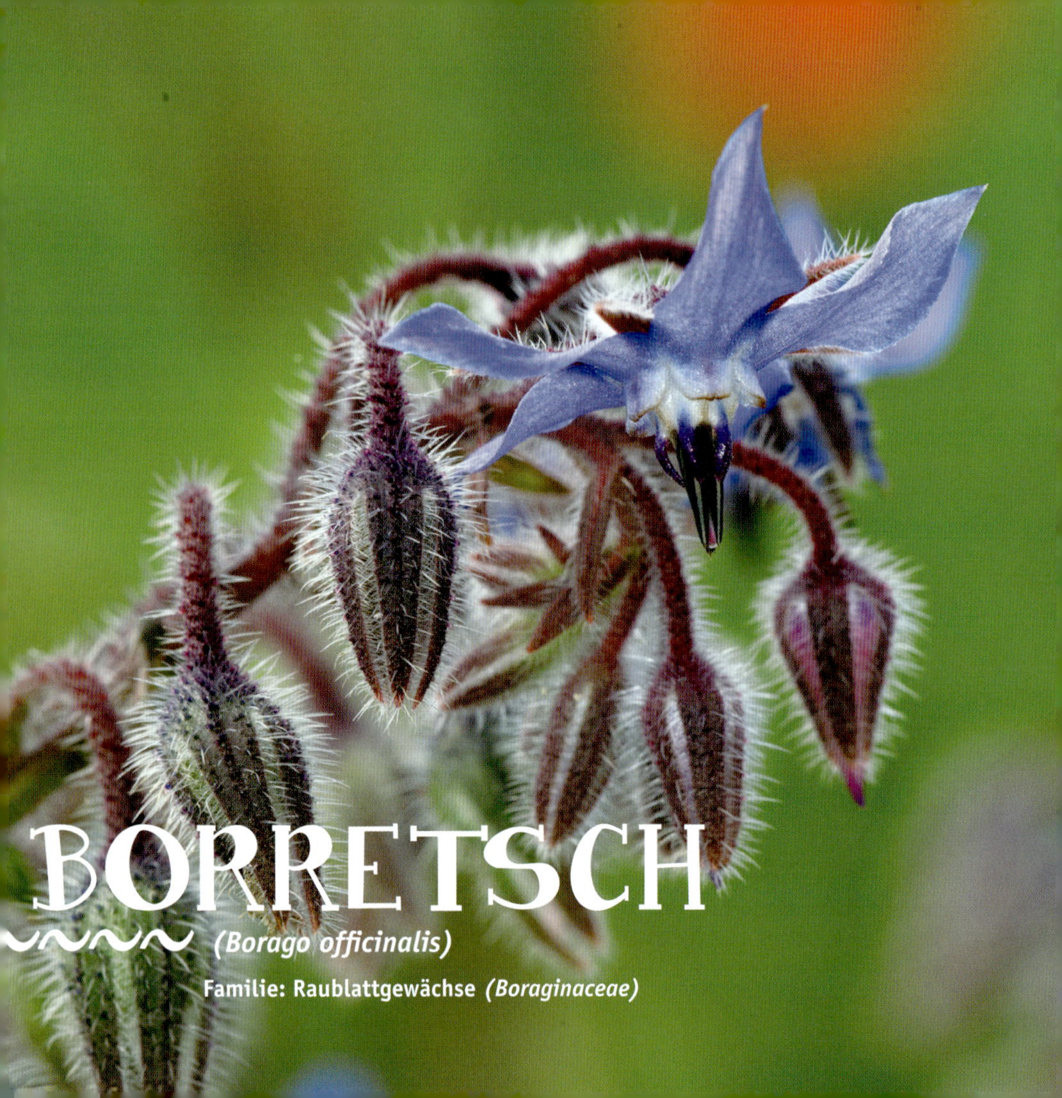

BORRETSCH

(Borago officinalis)

Familie: Raublattgewächse *(Boraginaceae)*

Herkunft:

Borretsch ist auf der Balkanhalbinsel beheimatet, ist aber inzwischen in Europa, Asien und Amerika zu finden.

Verwendung in der Volksheilkunde und als Gewürz:

Borretsch kommt so gut wie nicht in der Volksheilkunde vor. Das steht ganz im Gegensatz zu seinen beiden Artverwandten, dem Beinwell und dem Lungenkraut, deren Anwendungsgebiete sich durch ihre Namensgebung sofort erschließen.

Als Gewürz wird Borretsch durch seinen Namen „Gurkenkraut" häufig mit Dill verwechselt, welcher ebenfalls gerne im Gurkensalatdressing genommen wird. Borretsch verströmt einen nach Gurken duftenden Geruch und wird traditionell als „das" Gewürz in Gurkensalatdressings mit Joghurt oder saurer Sahne verwendet. Am bekanntesten in Deutschland ist er jedoch als unabdingbarer Bestandteil der „Frankfurter grünen Sauce", welche im Frühjahr mit verschiedenen frischen Kräutern zubereitet wird und aus medizinischer Sicht ein Vitaminstoß erster Güte ist. Borretschblätter sollten sehr fein gehackt oder geschnitten werden, damit ihre borstige Behaarung nicht die Mundschleimhäute reizt.
Vorsicht: Bei Dauereinnahme von Borretsch kann es zu Leberschäden kommen. In getrocknetem Zustand sind seine giftigen Bestandteile wesentlich geringer.

Homöopathische Verwendung:

Borretsch selbst wird nicht in der Homöopathie verwendet, aber umso öfter ein anderes, ebenfalls sehr bekanntes Borretschgewächs, der Beinwell. *Symphytum officinale* in der Potenz D6, 1–3 Mal täglich 5 Globuli eingenommen, helfen beim Abheilen von Knochenbrüchen oder Knochenhautentzündungen.

Verwendung in der Chinesischen Medizin:

Borretsch wird in der Traditionellen Chinesischen Medizin als kühl, vom Geschmack her als bitter, leicht salzig und süß klassifiziert. Es werden ausschließlich seine Blätter verwendet. Durch seine enthaltenen Schleimstoffe tonisiert Borretsch das sogenannte Lungen-Yin, was bedeutet, dass er bei austrocknenden Schleimhäuten der oberen Atemwege eingesetzt werden kann. Entzündungen jeder Art wie Brustfell-, Rippfell-, Bauchfell- und Mundschleimhautentzündungen zählen ebenso zu seinen Einsatzgebieten wie grippale Infekte mit Fieber, chronischer Durchfall, Blasen- oder Nierenentzündung. Bei Hitzewallungen in den Wechseljahren oder am Nachmittag auftretendem Hitzegefühl kann Borretsch Linderung verschaffen.

Vorsicht: Er sollte wegen seiner toxischen Eigenschaften für medizinische Zwecke in prozessierter Form, z. B. spagyrisch aufbereitet (in der Apotheke erhältlich), verwendet werden.

Bemerkenswertes:

Bei der Verdauung der leicht bitter schmeckenden Alkaloide des Borretsch werden in der Leber Stoffwechselprodukte gebildet, die als giftig gelten. Deswegen sollte man ihn nie in großen Mengen und nicht täglich über einen langen Zeitraum hinweg verzehren.

Frühere Verwendung:

Bereits im 16. Jahrhundert wurde Borretsch als heimische Pflanze in Kräuterbüchern beschrieben. Er kam wohl durch die Mauren auf die Iberische Halbinsel und wurde von dort aus im Norden verbreitet. In Osteuropa und England wird Borretsch als Ölpflanze angebaut.

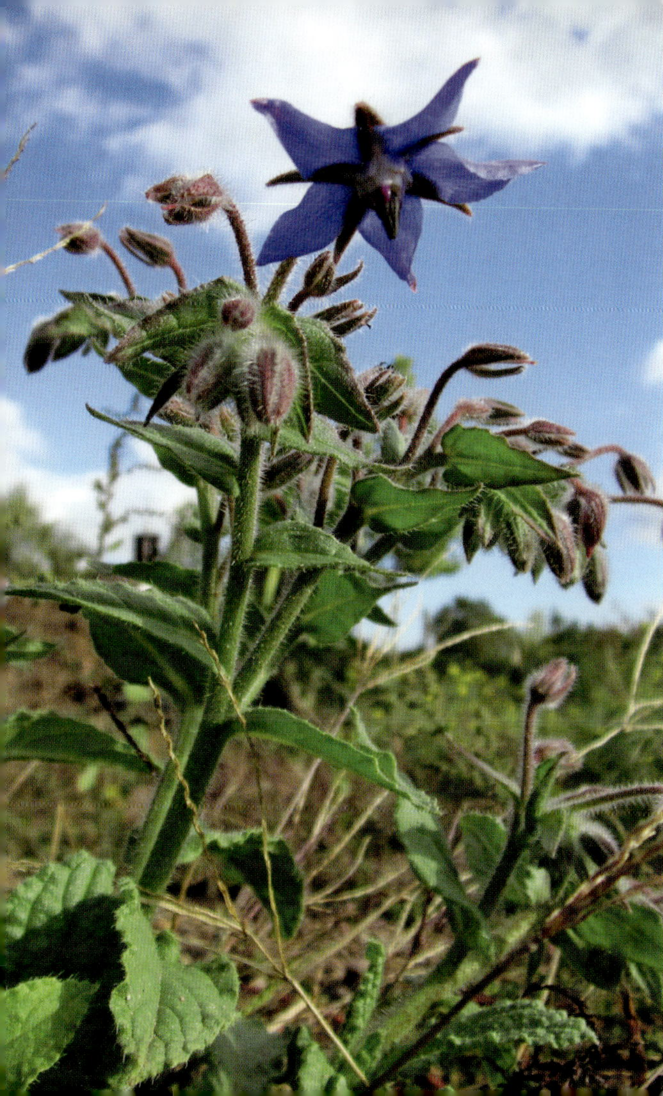

Der besondere Tipp:

Die frischen, hübschen blauen Blüten des Borretsch können auch gegessen werden. Am besten streut man sie über Salat, nachdem schon Essig zugeben wurde, sonst verändern sie ihre Farbe. Da die Blüten rasch welken, kann man sie auch in der Tiefkühltruhe in Form von Eiswürfeln haltbar machen. Diese sind für sommerliche Drinks, v. a. auf Wodkabasis, sowohl geschmacklich als auch dekorativ hervorragend geeignet.

Ein leckeres

Borretsch-Rezept

finden Sie im Rezeptbuch, S. 11.

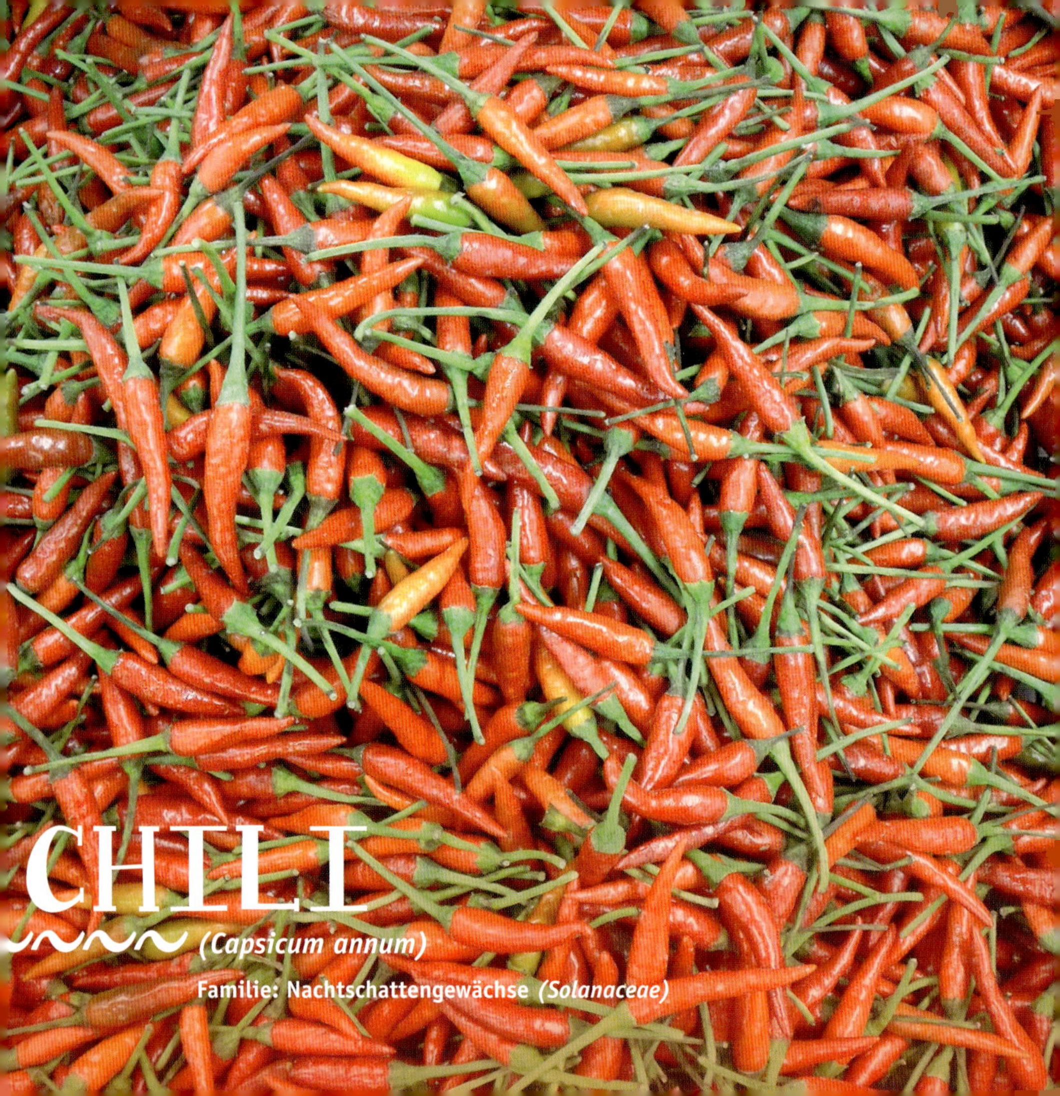

CHILI

(Capsicum annum)

Familie: Nachtschattengewächse ***(Solanaceae)***

Herkunft:

Zentral- und Südamerika ist die Heimat der Chilischote. Eine bekannte Sorte ist Cayenne, aus welcher getrocknet und gemahlen der Cayennepfeffer hergestellt wird. Er ist botanisch nicht mit dem echten Pfeffer verwandt.

Verwendung in der Volksheilkunde und als Gewürz:

Durch die erhitzenden Eigenschaften von Chili und Cayennepfeffer werden diese volksheilkundlich zur besseren Blutzirkulation angewendet. Als hautreizende Mittel verbessern sie bei Muskelverspannungen den Blutfluss an den entsprechenden Stellen. Zudem fördern sie den Fluss von Verdauungssäften und können Blähungen mildern.

Chili würzt nahezu alles, was man sich vorstellen kann, von der Süßspeise bis zum Fleisch. Man kann die Schärfe deutlich mindern, indem man die Samen entfernt. Chili kann frisch, tiefgefroren oder getrocknet verwendet werden. Die grünen Chilischoten sind meist unreif geerntet.

Gurgellösung bei brennenden Halsschmerzen:

Eine Prise Cayennepfeffer oder gemahlenen Chili mit 25 ml Zitronensaft mischen, mit heißem Wasser verdünnen, bis diese Lösung im Mund als noch angenehm empfunden wird. Dann nach Belieben Honig hinzufügen und warm gurgeln.

Homöopathische Verwendung:

In der Potenz D 6 bis C 30 als Tropfen oder Globuli wird *Capsicum* in der klassischen Homöopathie bei brennenden Schmerzen an Schleimhäuten wie Hals, Rachen, Ohren, After usw. angewandt, „als ob roter Pfeffer auf die Stellen gestreut worden wäre“. Bei Erkältungen mit starker Rötung und Brennschmerzen des Halses kommt Chili homöopathisch zum Einsatz. Im Gemütsbereich entfaltet es eine sehr gute Wirkung bei Heimweh, insbesondere, wenn Schlaflosigkeit und rote Wangen zusätzlich auftreten.

Verwendung in der Chinesischen Medizin:

Chili wird der scharfe Geschmack und ein heißes Temperaturverhalten zugeschrieben. Diese Eigenschaften verleihen ihm aus Sicht der Traditionellen Chinesischen Medizin Blut bewegende Fähigkeiten, im Sinne von Arterioskleroseprophylaxe und Förderung von peripherer Durchblutung. Er wird bei Potenzschwäche eingesetzt, aber auch bei psychischen Zuständen wie Depressionen, Unsicherheit durch übermäßige Anpassung und Versagensängsten. Chili kann Wind-Kälte aus dem Körper vertreiben, d. h. Sie sollten ihn als Gewürz nach kalten Spaziergängen und Frösteln als Erkältungsprophylaxe einsetzen.

Bemerkenswertes:

Es gibt ca. 200 verschiedene Chiliarten. Auf der Suche nach Pfeffer fand Kolumbus zuerst die noch schärferen Chilischoten. Sie kamen erstmals durch ihn 1542 nach Europa. Zwischen 2 und 15 cm kann die Größe dieser Beeren variieren. Ebenso unterschiedlich können die Farben sein – von weißlich gelb über grün und rot – sowie auch ihre Schärfe. Die Küchen der ganzen Welt werden heute durch Chilis unterschiedlichster Sorten und Schärfegrade bereichert.

Trinken Sie kein Wasser, falls sie sich einmal den Mund an einer Chilischote verbrannt haben, das macht die Unannehmlichkeit nur schlimmer. Essen Sie lieber Brot, ungewürzten Reis oder reifen Parmesankäse. Sollten Sie all dies nicht zur Hand haben, hilft auch Milch oder Kakao.

Frühere Verwendung:

In der lateinamerikanischen Küche ist Chili ein Hauptwürzmittel und wegen seines einfachen Anbaus auch äußerst kostengünstig. Er wird in den lateinamerikanischen Ländern als „Pfeffer des armen Mannes" bezeichnet. In früheren Zeiten, als es noch keine Kühlschränke gab, diente er in Zentral- und Südamerika als Mittel zur Infektionsprophylaxe und Verdauungsförderung. Der feurige Chili wirkt auf das Verdauungssystem bakterienhemmend und öffnet die Poren der Haut, sodass Schweiß austreten kann, was in heißen Klimazonen dann wie ein körpereigenes Kühlsystem durch die Verdampfung wirkt. Auch aus diesem Grund wird er dort, wo er wächst, in heißen Klimazonen, gerne verwendet.

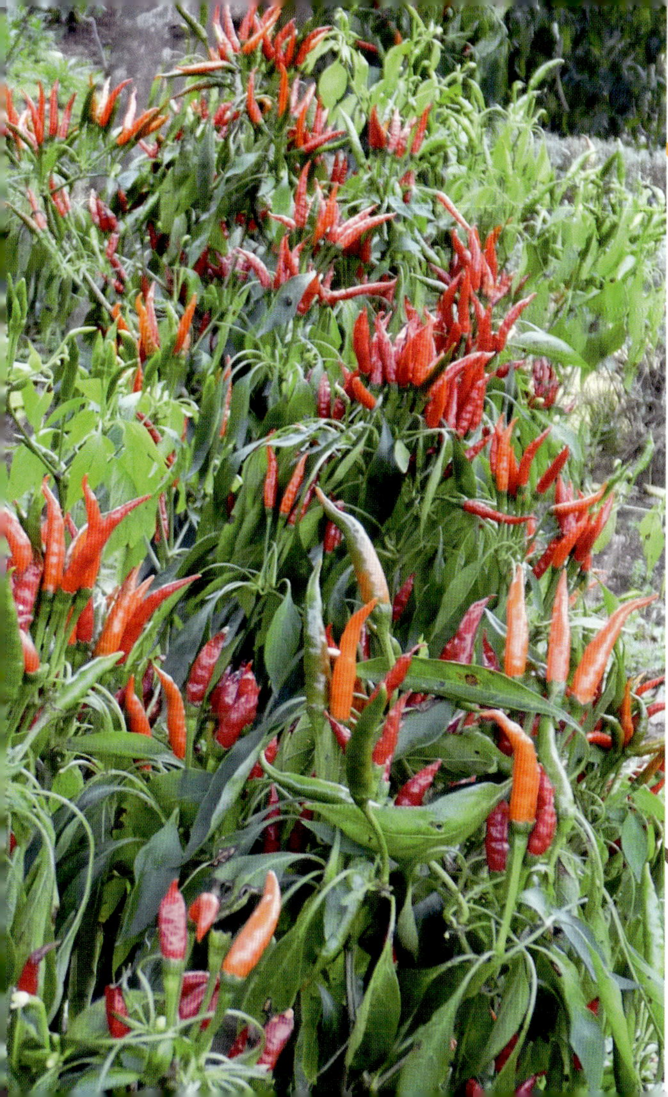

Der besondere Tipp:

Sollten Sie einmal zu viel Cayennepfeffer oder Chili in eine Speise gegeben haben, können Sie das Gericht noch „retten", indem Sie eine rohe Kartoffel hinein reiben. Hierdurch wird die Schärfe abgemildert.

Ein leckeres

Chilli-Rezept

finden Sie im Rezeptbuch, S. 13.

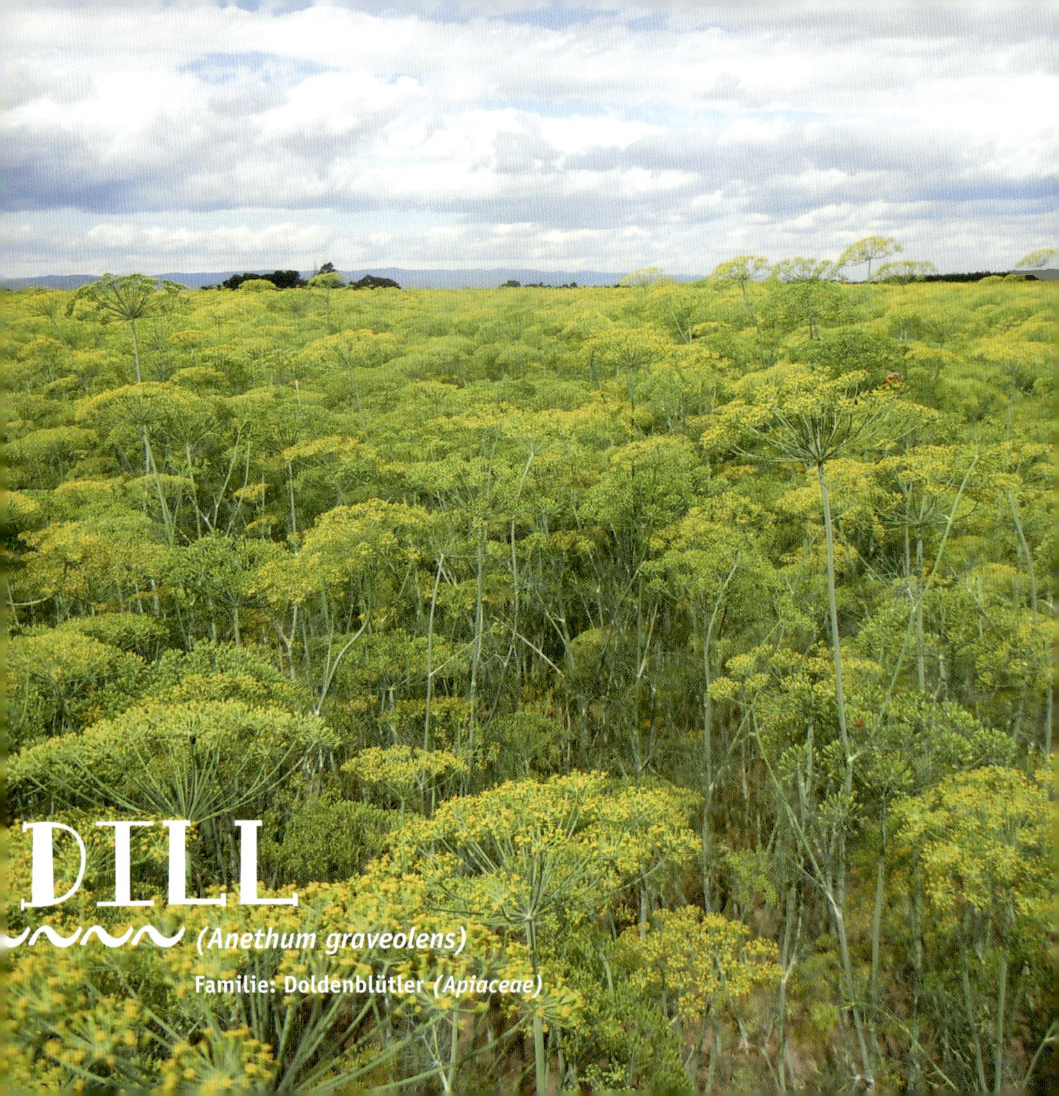

DILL

(Anethum graveolens)

Familie: Doldenblütler *(Apiaceae)*

Herkunft:

Dill ist in Südrussland und im Mittelmeerraum beheimatet, wächst aber nun in ganz Europa sowie in Nord- und Südamerika. Man weiß jedoch, dass er bereits vor ca. 5.000 Jahren in Vorderasien als Gewürz benutzt wurde. Aus dieser Zeit gibt es Funde in Pfahlbauten, die beweisen, dass er damals auch bei uns schon bekannt war.

Verwendung in der Volksheilkunde und als Gewürz:

Bekannt ist Dill in der Volksheilkunde für seine appetitanregenden, blähungslindernden und verdauungsfördernden Eigenschaften. Er wirkt außerdem leicht bakterienhemmend und harntreibend. Häufig findet man ihn als Bestandteil von Schlaf fördernden Kräuterteemischungen. Probieren Sie es aus, 1 - 2 Tassen am Abend 2 Stunden vor dem Schlafengehen zu diesem Zweck zu trinken.

Als Gewürzkraut ist es für den schwer verdaulichen Gurkensalat bekannt, passt aber auch für Fischgerichte, Saucen, Eierspeisen, Remouladen und Eintöpfe. Dill harmoniert sehr gut mit Fenchel, Anis, Koriander oder gelbem Senf. In Skandinavien ist Dill als „das Fischgewürz" schlechthin bekannt und beliebt. Verwendbar als Gewürz sind die Blattspitzen, das ganze Kraut oder die getrockneten Früchte. Man sollte das frische Kraut erst kurz vor dem Servieren zu den Speisen geben, da es durch zu langes Kochen viel von seinem Geschmack verliert. Übrigens ist es reich an Vitamin C.

Dill-Tee:

1 TL zerkleinerte Dillfrüchte mit 150 ml kochendem Wasser übergießen und nach 10 Minuten abgießen.

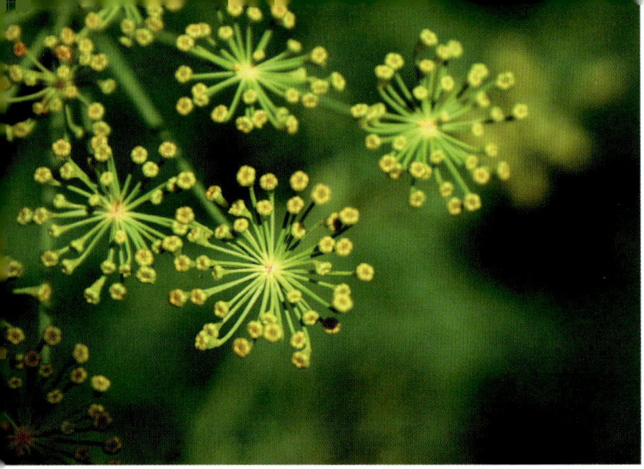

Homöopathische Verwendung:

Dill wird in der Homöopathie bislang nicht verwendet.

Verwendung in der Chinesischen Medizin:

Seine Temperatureigenschaft ist warm, der Geschmack des Krauts wird als süß und aromatisch klassifiziert, die des Dillsamens als süß, scharf und aromatisch. Dill tonisiert das sogenannte Milz-Qi. Das bedeutet, dass er hervorragend gegen Blähungen, Verdauungsschwäche, Darmflorastörungen und Milchmangel bei stillenden Müttern einsetzbar ist. Gedankenflut, die einem den Schlaf raubt, sowie Magen- und Darmkrämpfe gehören zu seinem Einsatzgebiet in der Chinesischen Medizin.

Bemerkenswertes:

Die Samen des Dill sind sehr leicht. 25 Gramm enthalten 10.000 Samen! Sie lassen sich nur schwer zerkleinern. Am besten stößt man sie in einem Mörser vor der Verwendung an, damit sich die kümmelartigen Aromen besser freisetzen.

Bestimmte Brotsorten werden in Skandinavien mit Blättern oder Samen des Dill gebacken.

Frühere Verwendung:

Das altnorwegische Wort „dilla“ bedeutet „einlullen“. Man gab es Kleinkindern gegen Schluckauf und Krämpfe. Im Mittelalter hielt man Dill für ein Zauberkraut gegen Hexerei.

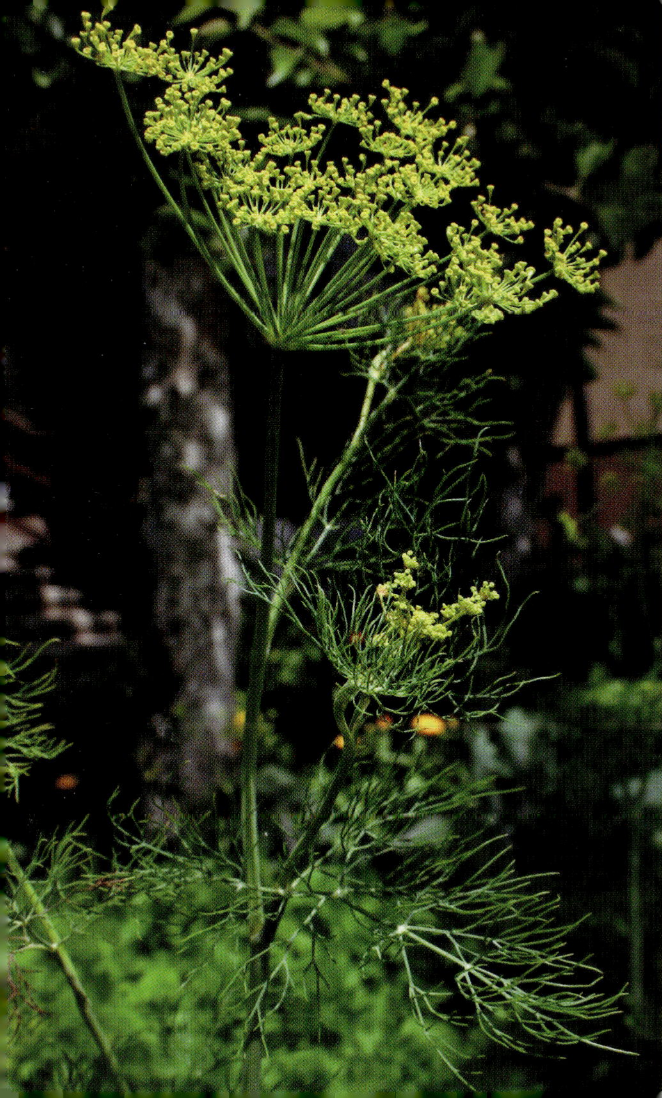

Der besondere Tipp:

Dillsamen kann man eine Weile im Mund behalten und kauen, um einen unangenehmen Geschmack zu neutralisieren. Probieren Sie, Dillessig herzustellen, indem Sie einige Zweige frisches Dillkraut in eine Flasche geben und mit Weinessig übergießen. Schon nach 2 Wochen ist er bereits fertig zum Gebrauch.

Ein leckeres

Dill-Rezept

finden Sie im Rezeptbuch, S. 15.

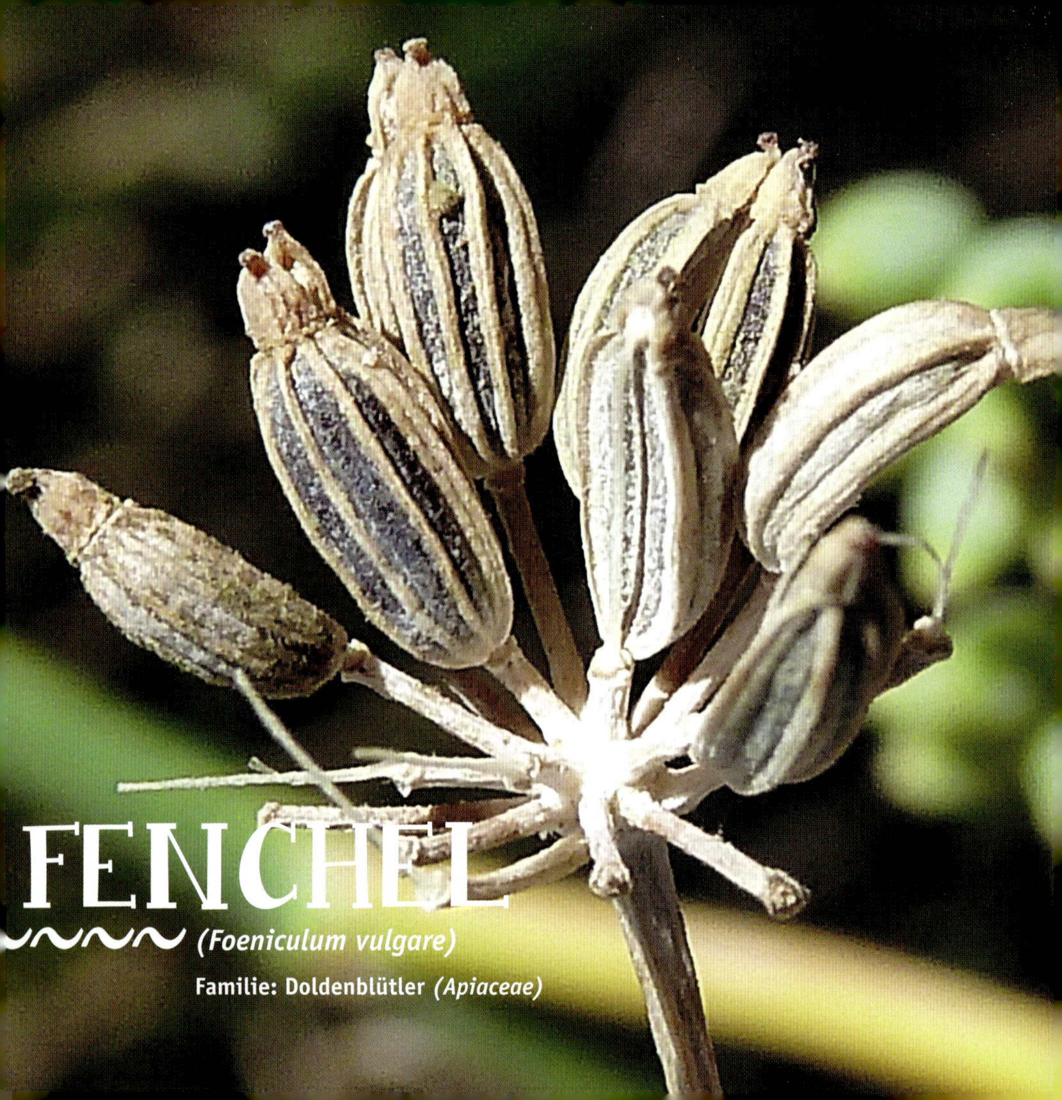

FENCHEL

(Foeniculum vulgare)

Familie: Doldenblütler ***(Apiaceae)***

Herkunft:

Gewürzfenchel stammt aus der Mittelmeerregion, wird aber heute außerdem in vielen weiteren Ländern wie beispielsweise Indien, Iran, China, Bulgarien, Ungarn, USA, Deutschland und Großbritannien angebaut.

Verwendung in der Volksheilkunde und als Gewürz:

Fenchel ist bekannt als auswurfförderndes Arzneimittel bei Husten und bei Kindern als Mittel gegen Blähungen, insbesondere gemischt mit Kümmel und Anis.

Der Gemüsefenchel, der durch Züchtung eine dicke oberirdische Knolle entwickelt hat, ist mit dem Gewürzfenchel verwandt. Die Gewürze Anis, Fenchel, Kümmel und Dill gehören derselben Pflanzenfamilie an. In der Küche wird Fenchel ähnlich verwendet wie Anis. Blähende Speisen wie frisches Brot und Krautgerichte werden sehr gerne mit Fenchel gewürzt. Jedoch auch zu Kartoffeln, Zwiebeln, Knoblauch, Oliven und sogar zu Orangen passt sein feiner Geschmack sehr gut.

Fenchel-Tee:

1 gehäufter TL zerdrückte Fenchelfrüchte mit 250 ml kochendem Wasser übergießen und nach 10 Minuten abseihen. Bei Husten täglich 1 Tasse mit Honig gesüßt trinken. Gegen Blähungen empfiehlt es sich, ihn ungesüßt zu sich zu nehmen.

Pfarrer Sebastian Kneipp lobte die Wirkung von Fenchel-Tee zur Krampflösung bei Keuchhusten und Asthma. Fenchelfrüchte sind Bestandteil vieler Magen-Darm- und Hustentees. Bei Appetitlosigkeit, Magenverstimmungen, Verschleimung, mangelnder Milchsekretion, Brustentzündung und nervöser Unruhe ist Fenchel in der Volksheilkunde als Arznei bekannt. Kopfschmerzen, die durch schlechte Verdauung ausgelöst werden, sollen sich auch durch Fenchel-Tee bessern.

Homöopathische Verwendung:

Foeniculum in D 1 oder D 2, mehrmals täglich 5 Tropfen werden zur Anregung der Milchproduktion stillender Mütter verwendet, aber auch bei Blähungen, Appetitlosigkeit, Husten und Asthma.

Verwendung in der Chinesischen Medizin:

Fenchelfrüchte werden vom Temperaturverhalten her als warm klassifiziert und vom Geschmack her gelten sie als aromatisch und leicht scharf.
Wie in der westlichen Volksheilkunde weiß man um seine blähungslindernden, milchfluss-anregenden und krampflösenden Eigenschaften. Hinzu kommt der Aspekt, dass Fenchelfrüchte durch Anregung der Insulinbildung und durch ihre Eigenschaft, Nässe und Feuchtigkeit im Körper transformieren zu können, dazu beitragen, Gewicht zu verlieren. Sie gelten als galletreibend und werden auch bei Bettnässen und Nierenkrankheiten eingesetzt, insbesondere wenn Kälte ein Auslöser ist oder war.

Bemerkenswertes:

In der ayurvedischen (indischen) traditionellen Medizin wird Fenchel zur Anregung der geistigen Leistungsfähigkeit und bei Konzentrationsschwäche eingesetzt.
Löffelweise eingenommen, soll Fencheltee bei Schluckauf eine erfolgreiche Wirkung erzielen.

Frühere Verwendung:

Um Magenknurren zu vermeiden, kaute man im Mittelalter Fenchelfrüchte während der Predigt in der Kirche. Hippokrates empfahl Ammen, viel Fenchel zu sich zu nehmen, um ihre Milchleistung zu fördern. Im antiken Griechenland spielte er als Symbolträger für Erfolg eine Rolle.

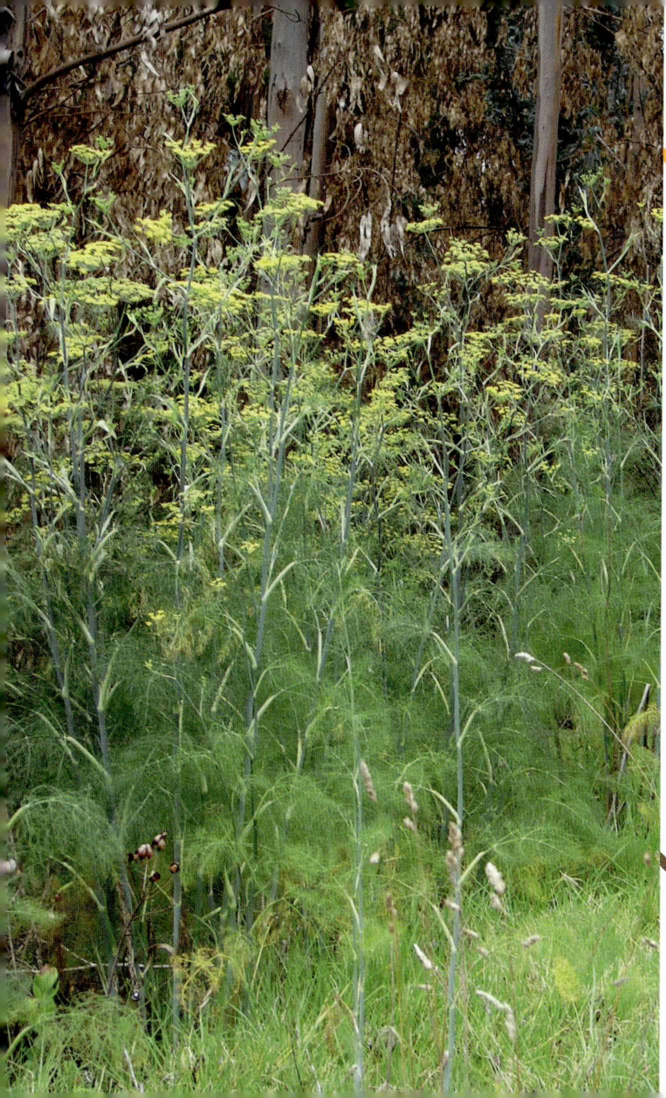

Der besondere Tipp:

Fenchel-Honig als Hustensirup selbst herstellen:
60 g zerstoßenen Fenchel in 1 l Wasser aufkochen und vor dem Abseihen ein paar Minuten ziehen lassen. Lassen Sie die Flüssigkeit auf ca. 45 °C abkühlen und geben Sie dann 1 kg Honig zu und verrühren Sie beides gut miteinander. Dann wird der Fenchel-Honig in dunkle, gut verschließbare Flaschen abgefüllt. Bei Husten und Bronchitis 3 – 4 Mal täglich 1 TL, Kinder 3 Mal täglich ½ TL einnehmen.

Vorsicht:
Fenchel-Honig sollte Babys nicht verabreicht werden.

Ein leckeres

Fenchel-Rezept

finden Sie im Rezeptbuch, S. 17.

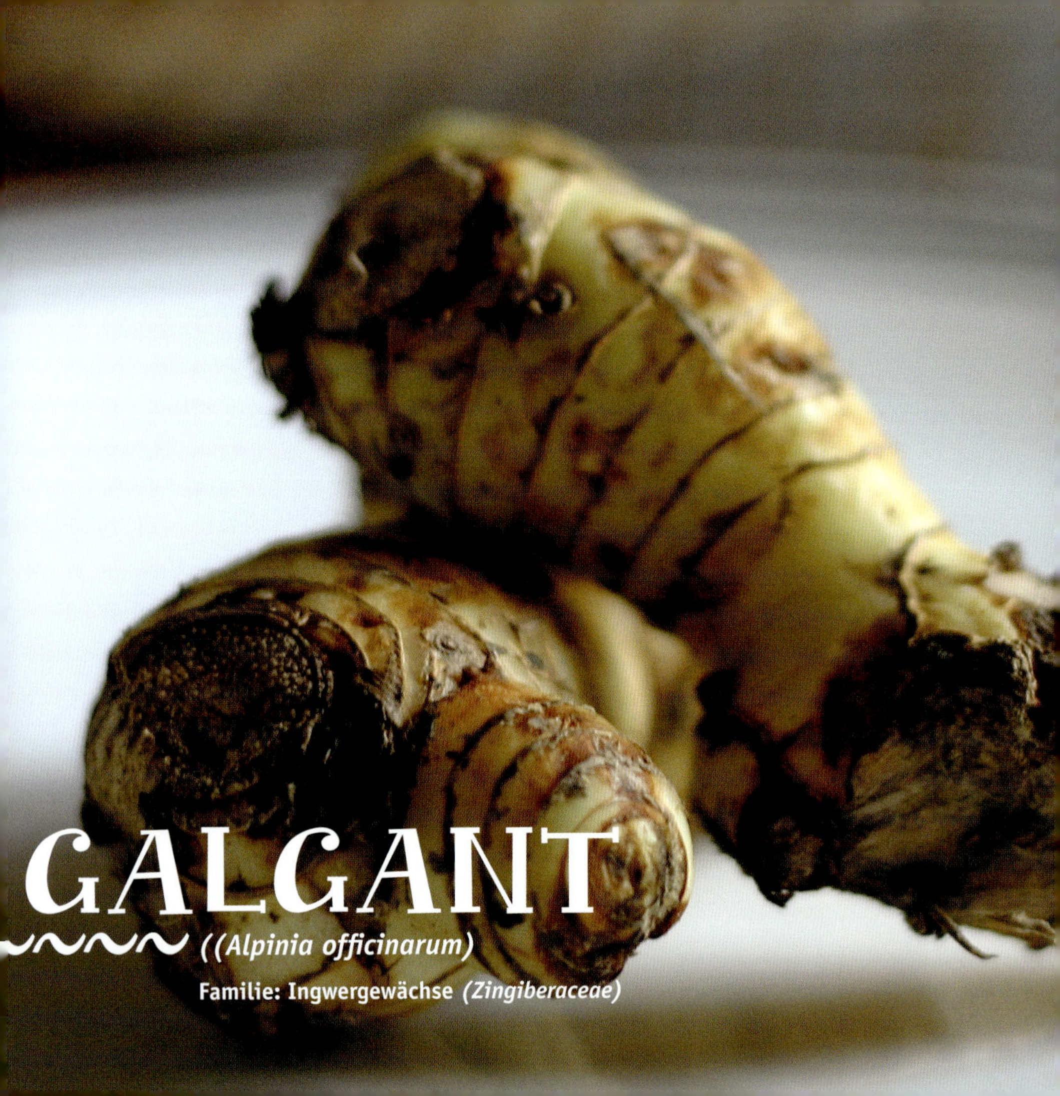

GALGANT

((Alpinia officinarum)

Familie: Ingwergewächse *(Zingiberaceae)*

Herkunft:

Die Heimat der Galgantpflanze befindet sich in Südchina. Heute wird sie in ganz Südostasien angebaut und vorwiegend von Indien, Thailand und Indonesien auf den Weltmärkten vertrieben.

Verwendung in der Volksheilkunde und als Gewürz:

Bei Appetitlosigkeit und zur Anregung des Magensafts ist Galgant allseits bekannt. In vielen Magenteemischungen ist Galgant ein wichtiger Bestandteil, kann jedoch auch als alleinige Substanz verwendet werden.

Um Magenbeschwerden zu lindern, ist pulverisierter Galgant auch in Kapselform in Apotheken erhältlich.

Als Gewürz wird er in Eintöpfen ähnlich wie Ingwer eingesetzt. Im morgendlichen Frühstücksbrei nach Hildegard von Bingen darf er zusammen mit Bertram ebenfalls nicht fehlen.

Zur Verwendung als Küchengewürz werden die Wurzeln der Galgantpflanze zerschnitten, getrocknet und gemahlen. In gemahlenem Zustand verliert er jedoch recht rasch sein Aroma und sollte so zubereitet nur in kleinen Mengen gekauft werden. Natürlich hat er in asiatischen Gerichten seit langem einen festen Platz. Verarbeitet ist er meistens in fertigen Gewürzpasten der asiatischen Küche enthalten. In thailändischen Suppen oder Currypasten ist er unabdingbar. Aufgrund seiner geschmacklichen Verträglichkeit mit Chili, Ingwer, Zitronengras und Knoblauch wird er am häufigsten bei der Zubereitung von scharfen Gerichten eingesetzt.

Galgantwurzel-Tee:

2 TL geschnittene Galgantwurzel mit 250 ml kochendem Wasser übergießen und nach 5 Minuten abseihen.

Homöopathische Verwendung:

Galgant wird bislang in der Homöopathie nicht verwendet.

Verwendung in der Chinesischen Medizin:

Galgant wird als heiß von der Temperatur her und als scharf vom Geschmack her klassifiziert. Er wird hier eingesetzt bei Krankheiten, die durch Kälte ausgelöst worden sind, wie Verdauungsbeschwerden bei zu kalter Ernährung (zu viel Joghurt, Eis oder Eiswürfel oder kalte Früchte und Salate) oder durch äußere, klimatisch kalte Einflüsse wie Erkältungen. Man kann ihn ganz ähnlich wie Ingwer verwenden. Er „bewegt Blut" bei Kreislaufschwäche oder Ängsten, die am Herzen verspürt werden. Auch spastische Bronchitis, die durch kalte Witterung ausgelöst wurde, gehört zu seinem Einsatzgebiet.
Blähungen, Appetitlosigkeit und Magenschwäche deckt sich als Indikation mit den westlichen Erfahrungen.

Bemerkenswertes:

In Ägypten war Galgant als Desinfektionsmittel bekannt. Zur Herstellung von Bittergetränken und Likören und als Bestandteil des Schwedenbitter wurde und wird Galgant eingesetzt.
Vorsicht: Da Galgant verfrüht die Regelblutung auslösen kann, sollte er nicht in der Schwangerschaft verwendet werden. Er kann Fehlgeburten auslösen!

Frühere Verwendung:

Galgant wurde im 5. Jahrhundert in die römische Medizin eingeführt. Über die Medizin gelangte er schließlich auch in die Küche. Heute ist Galgant bei uns am häufigsten über die Medizin und Küchenrezepte der Hildegard von Bingen bekannt.

In China ist Galgant einer der Bestandteile des traditionsreichen Fünf-Gewürze-Pulvers und in den Küchen Südostasiens darf er in vielen Gerichten, wie beispielsweise in Nasi Goreng, dem Nationalgericht Indonesiens, nicht fehlen. Hierzulande findet man ihn in Glühweinmischungen. Als „Zaubermittel" ist Galgant in Südchina für seine euphorisierende Wirkung und als Aphrodisiakum bekannt. Auf den britischen Inseln wurde Galgant zur Neuzeit als Bierwürze eingesetzt.

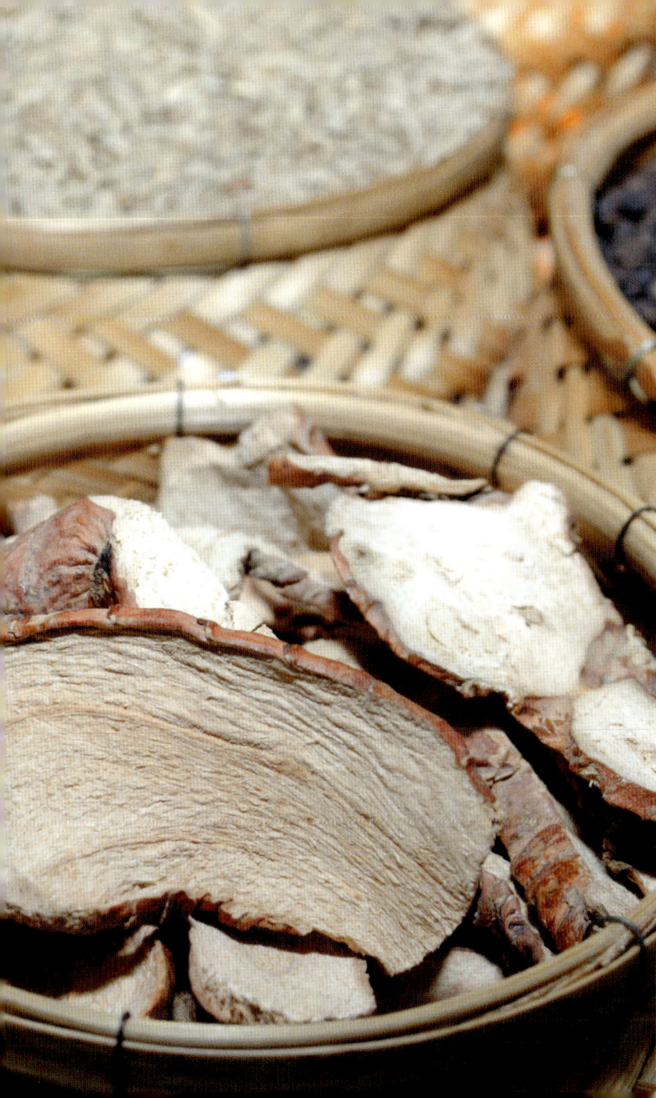

Der besondere Tipp:

Legen Sie getrocknete Galgantwurzel vor der Verwendung 1–2 Stunden in etwas Wasser ein – sie schmeckt dann besser. Frische Galgantwurzeln können Sie im Kühlschrank vor dem Austrocknen schützen, indem Sie sie in einen Gefrierbeutel legen.

Ein leckeres

Galgant-Rezept

finden Sie im Rezeptbuch, S. 18.

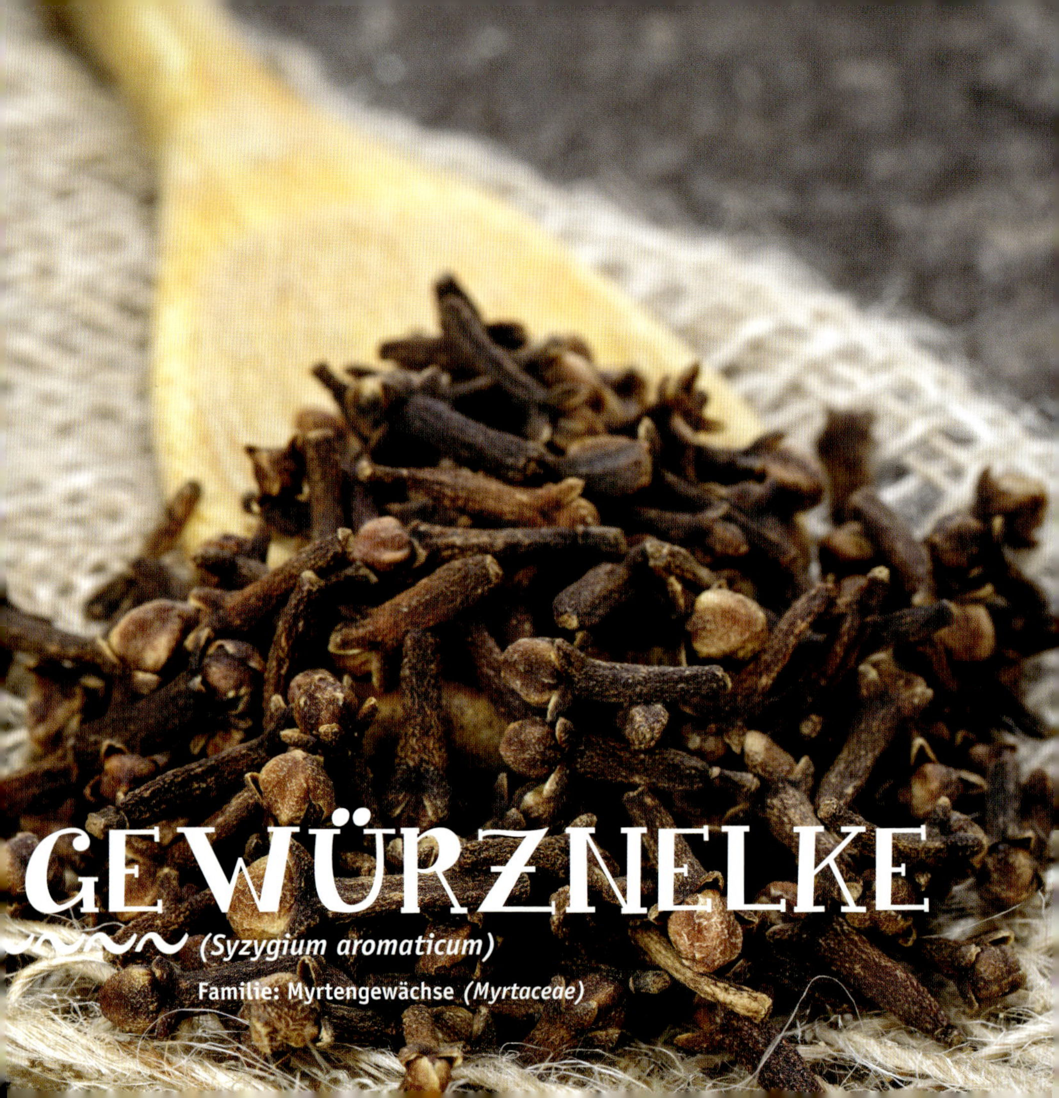

GEWÜRZNELKE

(Syzygium aromaticum)

Familie: Myrtengewächse ***(Myrtaceae)***

Herkunft:

Die Gewürznelken sind auf den Molukken beheimatet, werden heute aber auch beispielsweise auf Sansibar, Madagaskar, in Malaysia, Sri Lanka und auf den Komoren angebaut.

Verwendung in der Volksheilkunde und als Gewürz:

Nach der Ernte der voll entwickelten, aber noch geschlossenen Gewürznelkenblüten werden dieselben getrocknet. Atherisches Nelken-Öl wird sowohl aus den Blüten als auch aus den Blättern und der Rinde gewonnen. 15 – 22 Prozent Nelken-Öl sind je nach Qualität enthalten. Um 1 Liter Nelken-Öl destillieren zu können, benötigt man ca. 50 kg getrockneter Knospen. In China sind Nelken ein wichtiger Bestandteil des bekannten „Fünf-Gewürze-Pulvers" und in Frankreich der berühmten „quatre epices" (Vier-Gewürze)-Gewürzmischung.

In der ayurvedischen, indischen Medizin ist Nelke wie bei uns als Magenarzneimittel bekannt. Es wird bei Übelkeit, Appetitlosigkeit, Völlegefühl und Übersäuerung empfohlen. Bei Erkältungen kann man 1 – 2 Nelken in Wasser abkochen, es wirkt auswurffördernd und schleimbildend bei Husten und Bronchitis. Die enthaltene Substanz Eugenol hemmt Bakterien-, Viren- und Pilzwachstum und wirkt zudem leicht schmerzstillend, entzündungshemmend und örtlich betäubend. Aus diesem Grund ist Nelken-Wasser als Zahnschmerzmittel geeignet. Blätter und Blütenstiele der Gewürznelke dienen als Quelle für die Herstellung des ätherischen Nelken-Öls. Man kann Nelken-Öl zum Zweck der Zahnschmerzstillung auf ein mit Wasser getränktes Wattepad träufeln und dann auf den Zahn bzw. das entzündete Zahnfleisch drücken. Von Seiten der Zahnheilkunde wird Nelken-Öl auch pflanzlichen Zahnpastas beigesetzt, um Pilz in der Mundhöhle zu verhindern, aber auch gegen Parodontitis. In Mundwässern wird Nelken-Öl ebenfalls verarbeitet. Unverdünnt sollte es wegen zu starker Schleimhautreizungen nicht angewendet werden.

Nelken-Tee:

½ TL Nelken mit ca. 200 ml kochend heißem Wasser überbrühen und nach 10 Minuten abseihen. Dieser Tee eignet sich bei Darmkrämpfen und Infekten der Atemwege mit hellem schleimigem Auswurf. Er kann auch zur Unterstützung der Wehentätigkeit zur Geburtseinleitung angewendet werden. Während der Schwangerschaft sollte der Tee nicht getrunken werden.

Homöopathische Verwendung:

Die auf dem Jambulbaum wachsende Jambolanapflaume oder auch Rosenapfel genannt, botanisch wie die Nelke zu den *Myrtaceae* gehörend, wird in der Homöopathie als blutzuckersenkendes Arzneimittel unterstützend bei Diabetes mellitus eingesetzt. Nelke selbst wird bisher nicht homöopathisch potenziert.

Verwendung in der Chinesischen Medizin:

Schon vor ca. 2.500 Jahren kannte man die Gewürznelke in China. Sie stärkt das so genannte Nieren-Yang und kann somit beispielsweise bei Impotenz, Schwäche in den unteren Extremitäten, Reizblase und bei weißem Ausfluss eingesetzt werden. Aber auch bei Zahnschmerzen, Verdauungsschwäche und Erkältungen kann die Gewürznelke durch ihr warmes Temperaturverhalten und ihren scharfen, aromatischen Geschmack zu Heilzwecken zum Einsatz kommen.

Bemerkenswertes:

1890 bekam Deutschland im so genannten „Helgoland-Sansibar-Vertrag" von den Briten Helgoland zugesprochen mit der Verpflichtung, die „Schutzherrschaft Großbritanniens" auf den bis dahin freien Inseln Sansibar und Pemba anzuerkennen. Sansibar ist bis heute der Welt größter Nelkenexporteur. Nelkenbäume können über 130 Jahre alt werden.
In Indonesien werden Gewürznelken in Zigarettenform geraucht.

Frühere Verwendung:

Schon im Mittelalter wusste man die desinfizierende Wirkung der Nelke zu schätzen. Zu Zeiten der Pest und Cholera trug man zu diesem Zweck Nelkenketten um den Hals. Wenn man am Gewürzregal des Supermarktes steht, kann man sich heute kaum vorstellen, dass es Zeiten gab, in denen Gewürznelken mit Gold aufgewogen wurden. Es gibt Belege, dass Nelke in Norddeutschland in der Medizin schon 1579 als Husten- und Magenarzneimittel eingesetzt wurde.

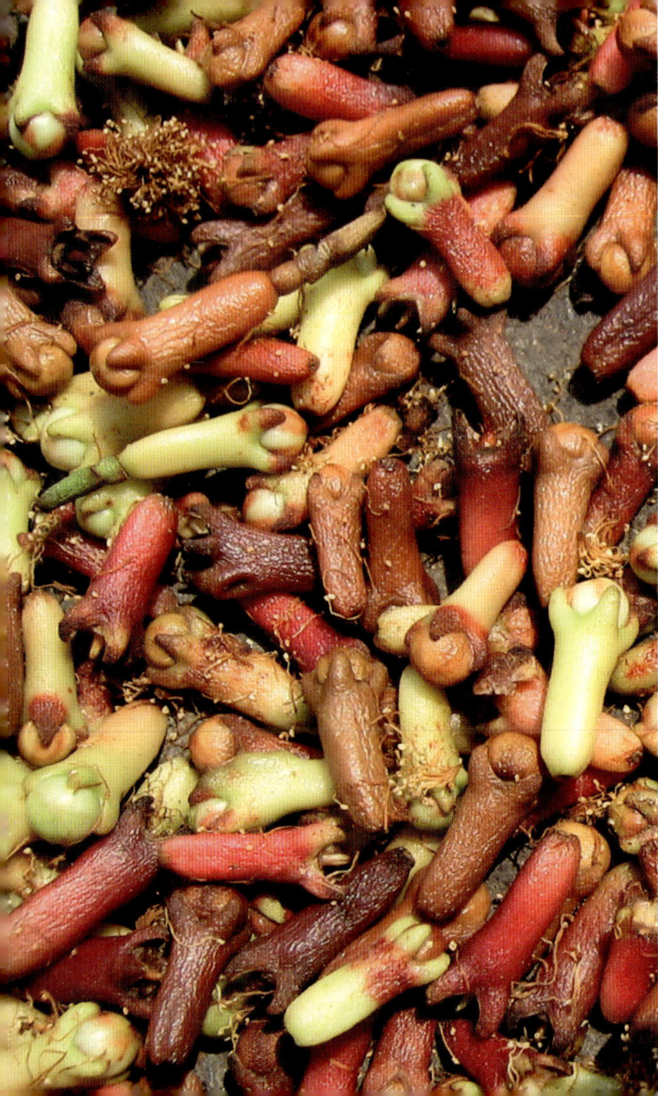

Der besondere Tipp:

Bestücken Sie eine Orange dicht mit Nelken und hängen Sie sie in Ihren Kleiderschrank. Ihre Kleidung wird einen besonders angenehmen Duft annehmen. Auch als natürliche Raumbeduftung kann eine solche Nelkenkugel eingesetzt werden.
Wenn Nelken vor der Verwendung in Speisen in Fett angebraten werden, verstärkt sich ihr Aroma noch.

Ein leckeres

Gewürznelken-Rezept

finden Sie im Rezeptbuch, S. 19.

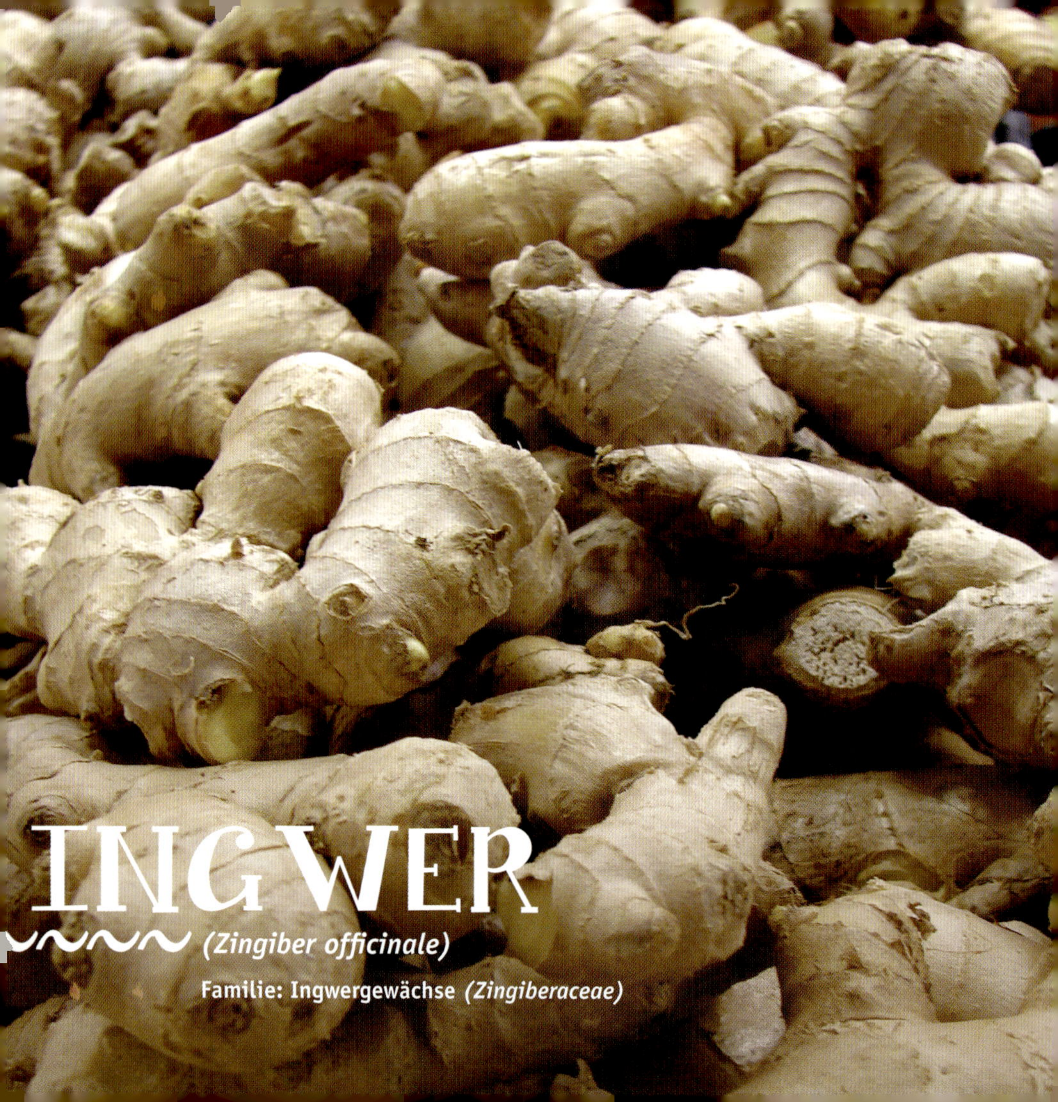

INGWER

(Zingiber officinale)

Familie: Ingwergewächse *(Zingiberaceae)*

Herkunft:

Ursprünglich ist Ingwer wohl in Süd- und Mittelasien beheimatet. Er wird inzwischen kommerziell vorwiegend in Australien, China, Japan, Indien, Indonesien, Südamerika und Afrika angebaut.

Verwendung in der Volksheilkunde und als Gewürz:

Vor Einfuhr der Chilischote aus Amerika war Ingwer neben Pfeffer das einzige scharfe Gewürz in Ostasien. Verwendet wird die Wurzel bzw. botanisch korrekter: das Rhizom, ein sich unterirdisch verzweigender Wurzelstock. Ingwer kann frisch oder getrocknet als Pulver eingesetzt werden.

Die Ingwerwurzel kommt in der indischen und chinesischen Heilkunde seit ca. 3.000 Jahren zum Einsatz. In Indien wird sie fast täglich als verdauungsförderndes Gewürz in Gerichten verwendet. Ingwer hat antibakterielle, antivirale Eigenschaften und wirkt antiemetisch (vor Erbrechen schützend), steigert die Gallensaftproduktion und die Durchblutung und gilt als Aphrodisiakum. Als Tee kann er bei beginnenden Erkältungen sehr hilfreich sein.

Gegen Reiseübelkeit kann man in der Apotheke gemahlenen Ingwer in Kapselform erwerben, falls man seinen Geschmack nicht mögen sollte (s.u.).

Als Küchengewürz ist Ingwer aus Jamaika am aromatischsten. Er kann scharfen Speisen, jedoch auch Obst, Schokoladengerichten und Süßspeisen zugegeben werden. Auf den britischen Inseln ist Ingwer-Bier (*ginger ale*) bekannt und beliebt geworden.

Ingwer-Tee:

Ingwer in feine Scheiben schneiden und ca. 2 EL in 1 l Wasser auskochen (ca. 10 Minuten), dann abseihen. Sollte er zu scharf sein, kann man mit heißem Wasser auffüllen, bis er angenehm schmeckt. Man kann ihn auch mit etwas Honig oder Rohrzucker süßen. Dies empfiehlt sich insbesondere für Menschen, die einen empfindlichen Magen haben.

Homöopathische Verwendung:

Zingiber officinale wird von der Potenz D1 bis zur D6 in der Homöopathie verwendet. Er kommt potenziert zum Einsatz bei Beschwerden durch Essen von Melonen oder Trinken von unreinem Wasser, wie es mal in einem Urlaub im Süden oder in entlegenen Gebieten vorkommen kann. Er wird zudem bei Schwächezuständen im Verdauungstrakt eingesetzt wie Schweregefühl im Magen wie von einem Stein oder Übersäuerungsgefühl des Magens. Schmerzhafte, wunde Hämorrhoiden, aber auch ein entzündeter roter Anus gehören zu seinem homöopathischen Wirkspektrum.

Verwendung in der Chinesischen Medizin:

Die wärmende Temperatureigenschaft und der scharfe Geschmack des Ingwers machen ihn zu einem idealen Heilmittel, um in den Körper eingedrungener Kälte entgegenzuwirken. Ingwer öffnet die Poren der Haut und schiebt regelrecht die Kälte wieder nach draußen, vorausgesetzt, er wird zum richtigen Zeitpunkt eingesetzt. Dieser ist sofort nach einem fröstelnden Schauer, den man nach einer Kälteexposition wahrnimmt.

Getrockneter Ingwer ist noch wärmer als frischer Ingwer. Vorsicht ist mit diesem Gewürz geboten bei Sodbrennen oder Magenschleimhautentzündungen! Er kann zur Verstärkung solcher Symptome beitragen; in solch einem Fall sollte man ihn eher meiden bzw. nur wenig davon einnehmen.

Bemerkenswertes:

Ingwer wird sehr gerne als Arzneimittel gegen Reisekrankheit eingesetzt, entweder als Tee oder auch als kandierte Ingwerstückchen. Sie können während der Reise bequem gekaut werden.

In Essig und Zucker eingelegter Ingwer (gari) begleitet in Japan Sushi-Gerichte, deren roher Inhalt so besser verdaut wird. Um böse Geister fernzuhalten, wird in Asien (heute kandierter) Ingwer gekaut. Sein ätherisches Öl findet auch in der Parfumindustrie Verwendung.

Frühere Verwendung:

500 v.Chr. wird Ingwer in den Schriften des Konfuzius erwähnt. Dioskorides, ein griechischer Arzt, der im 1. Jahrhundert (n.Chr.) lebte, empfahl schon Ingwer für den Magen und als Arznei bei Vergiftungen. Die Römer schätzten Ingwer, der damals das preisgünstigste tropische Gewürz war, das man kaufen konnte.

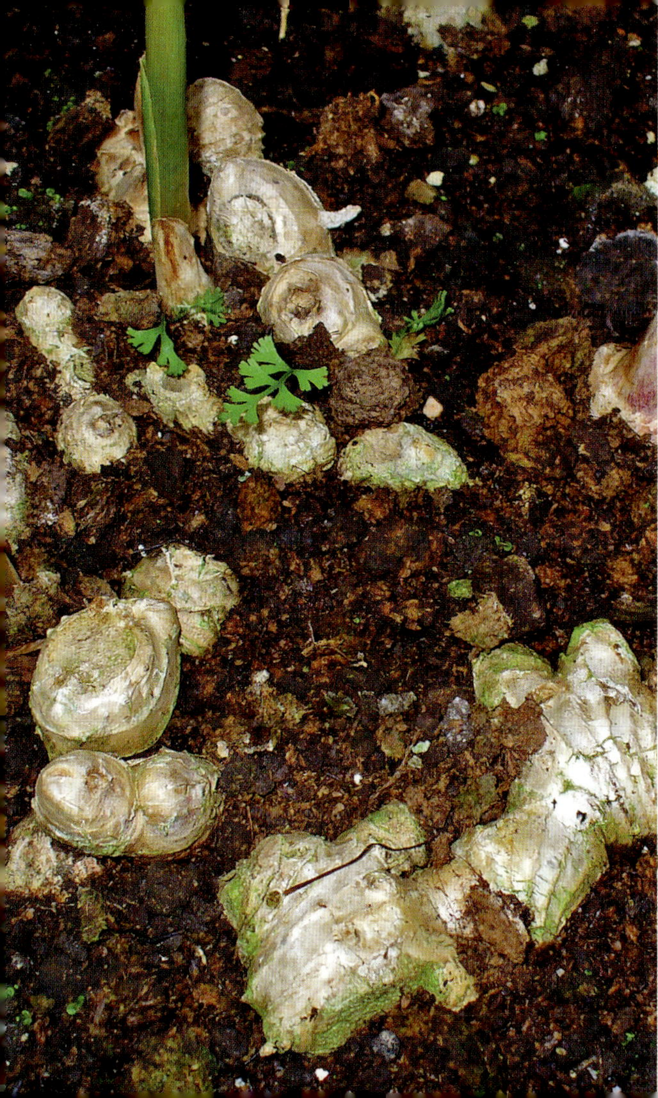

Der besondere Tipp:

Sollten Sie sich kalte Füße geholt haben und dadurch eine Erkältung fürchten, hilft auch ein Ingwer-Fußbad. Man raspelt frischen Ingwer und nimmt ca. 1 EL auf 3 – 4 l kochendes Wasser. Natürlich lässt man es so weit abkühlen, dass man die Füße darin baden kann.

Ein leckeres

Ingwer-Rezept

finden Sie im Rezeptbuch, S. 21.

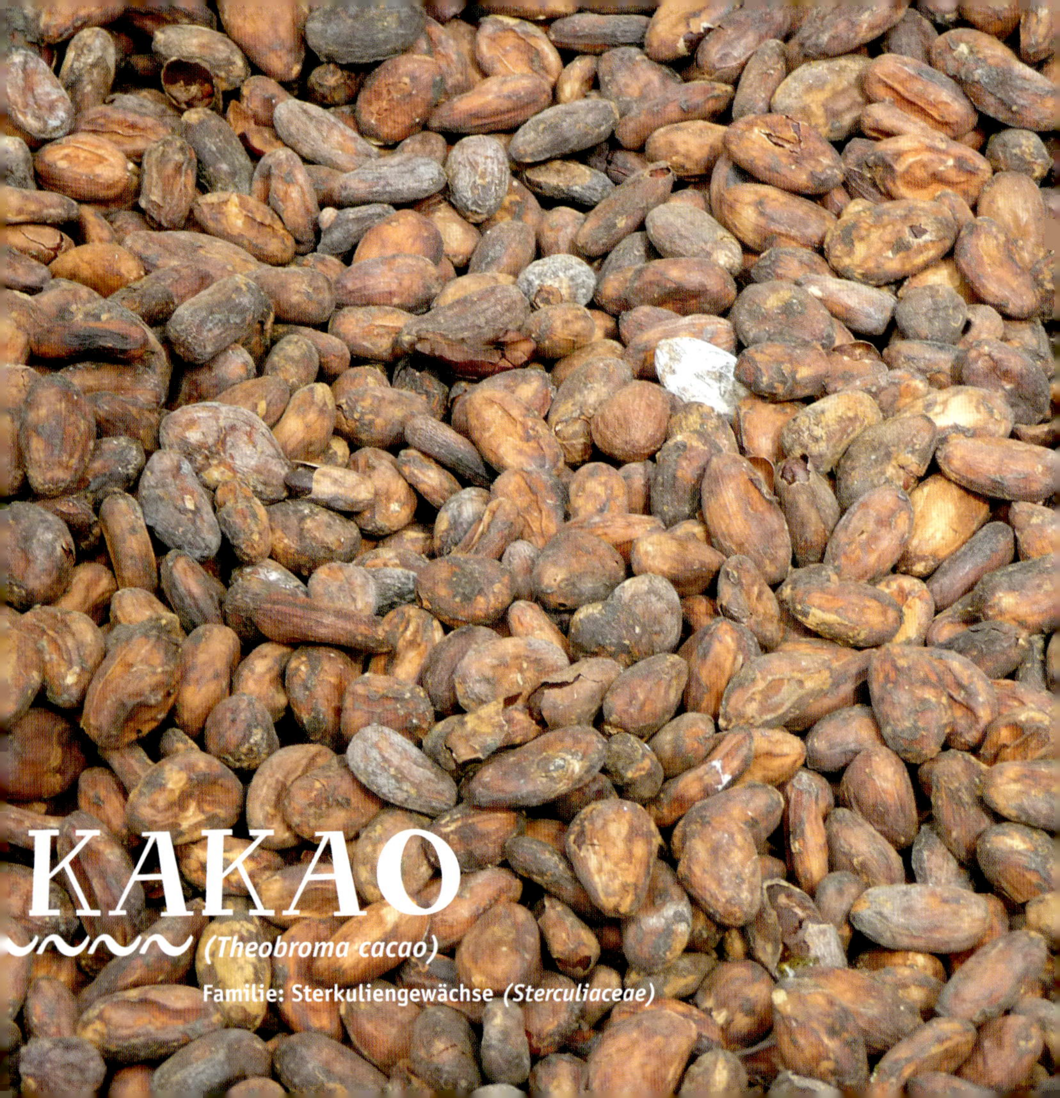

KAKAO

(Theobroma cacao)

Familie: Sterkuliengewächse *(Sterculiaceae)*

Herkunft:

Der Kakaobaum ist in Brasilien, in den Regenwäldern des Amazonas beheimatet.

Verwendung in der Volksheilkunde und als Gewürz:

„Würziges Wasser" bedeutet das aztekische Wort „xocatl" für Kakao übersetzt. Das damalige Kakaogetränk war nicht vergleichbar mit der hiesig bekannten heißen Schokolade. Es bestand aus Kakao, Mais, Cayennepfeffer, Vanille und etwas Salz und fiel den Spaniern als „braunes Gold" bei der Eroberung Mexikos im Jahre 1519 in die Hände. Hierdurch fand es bald in Europa Verbreitung, wobei Kakao zunächst den obersten Bevölkerungsschichten vorbehalten war.

Kakao ist mit 54 Prozent Kakaobuttergehalt sehr fetthaltig. In England und Frankreich wird Kakaobutter äußerlich gerne bei Verbrennungen verwendet. Der Kakaobaum benötigt zum Gedeihen feucht-warmes Klima, aber auch genug Schatten durch andere Bäume. In Plantagen müssen diese Bedingungen durch Mischbepflanzung geschaffen werden. Die Bohnen der Kakaobeeren werden vom Fruchtfleisch befreit und fermentiert. Erst hierbei entfalten sie ihr typisches Aroma. Nachdem man dann die Kakaobutter abgepresst hat, zermahlt man den restlichen Kakaokuchen zu Kakaopulver, das zur schokoladen- und kakaohaltigen Getränkepulverherstellung dient. Der Bestandteil Theobromin im Kakao gilt volksheilkundlich, ähnlich wie Coffein im Kaffee, als Muntermacher. Nicht zuletzt ist Kakao zusammen mit Vanille als Aphrodisiakum bekannt.

Dunkle Schokolade mit über 70 Prozent Kakaoanteil scheint nach neuesten Studien sogar einen gesundheitsfördernden Effekt auf Herz-Gefäßkrankheiten bzw. Krebserkrankungen zu haben.

Homöopathische Verwendung:

In der homöopathischen Medizin wird seit einiger Zeit zwar nicht Kakao, aber Schokolade in potenzierter Form eingesetzt, und zwar bei Schokoladeverlangen, aber auch bei Unverträglichkeit derselben; bei Übergewicht, Essstörungen, gestörten Mutter-Kind-Beziehungen, Verlassenheitsgefühlen, Depressionen sowie Angst- und Panikattacken. Kinder, die nur kurz von der Mutter genährt und zu früh verlassen wurden, können dieser Arznei bedürfen.

Verwendung in der Chinesischen Medizin:

In der Chinesischen Medizin weist Kakao einen Bezug zum Herzen auf. Er tonisiert und erregt es, ebenso wie Kaffee. Mit Kakao ist hier purer Kakao ohne Zuckerzusatz gemeint bzw. Schokolade mit mindestens 80 Prozent Kakaoanteil. Da in der Chinesischen Medizin das Herz die Heimatstätte des Geistes ist, wirkt Kakao auch stimmungsaufhellend und den Geist beruhigend. Wenn Sie nicht schlafen können, trinken Sie doch mal eine heiße Schokolade ohne Milch, nur mit heißem Wasser angerührt und einem kleinen Schuss Sahne. Zudem regt Kakao Niere und Blase an und fördert das Wasserlassen.

Bemerkenswertes:

Bestäubt werden Kakaoblüten nicht von Bienen, sondern von kleinen Mücken. Die erste Blüte eines Kakaobaums erfolgt erst mit 5 bis 6 Jahren, mit einem vollen Ertrag kann man erst ab dem 12. Lebensjahr rechnen. Das heutige größte Weltexportgebiet von Kakao ist nicht mehr Südamerika, sondern die westafrikanische Elfenbeinküste. Kakaobutter wird zur Herstellung von weißer Schokolade und Nugat bzw. als Zugabe von Schmelzschokolade verwendet.

Frühere Verwendung:

Kakaobutter, *Oleum cacao*, wurde früher als Grundlage für Stuhlzäpfchen verwendet. Kakaobutter wird in Seifen und früher wie heute noch in der Kosmetikindustrie für Lippenpflegestifte und Hautcremes sowie Körperpflegemittel eingesetzt. Der Vorteil von Kakaobutter ist, dass sie bei Körpertemperatur schmilzt.
Azteken benutzten Kakaobohnen sogar als Zahlungsmittel.

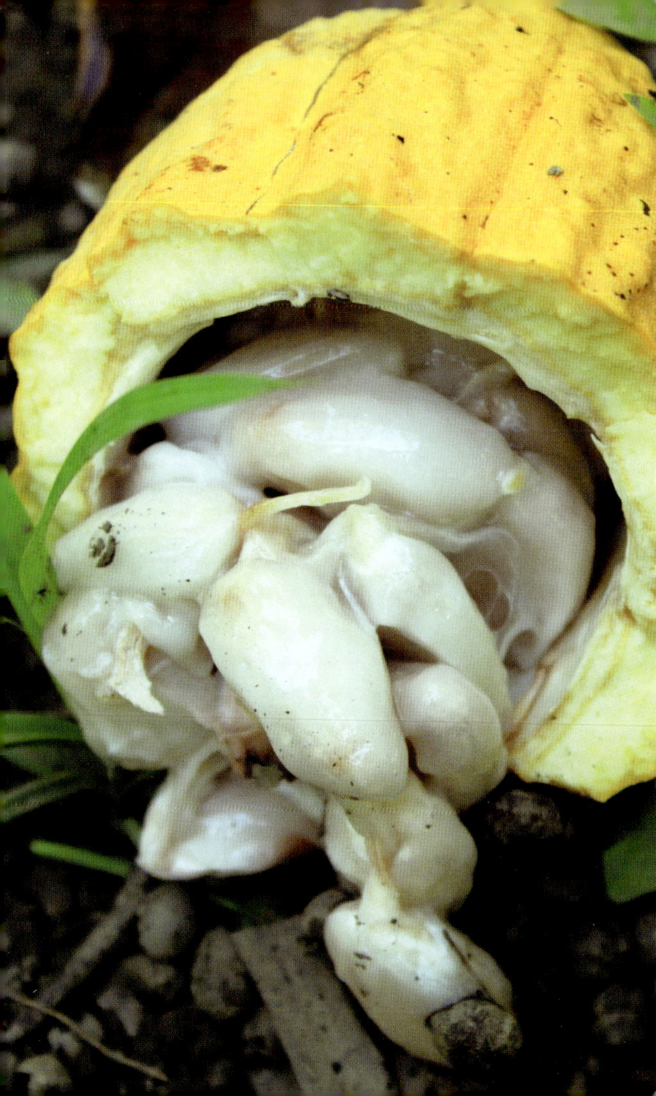

Der besondere Tipp:

Bringen Sie Kakaobutter als natürliches Insektenschutzmittel auf die Haut. Schwangerschaftsstreifen kann mit regelmäßigen Kakaobuttereinreibungen vorgebeugt werden.

Ein leckeres

Kakao-Rezept

finden Sie im Rezeptbuch, S. 23.

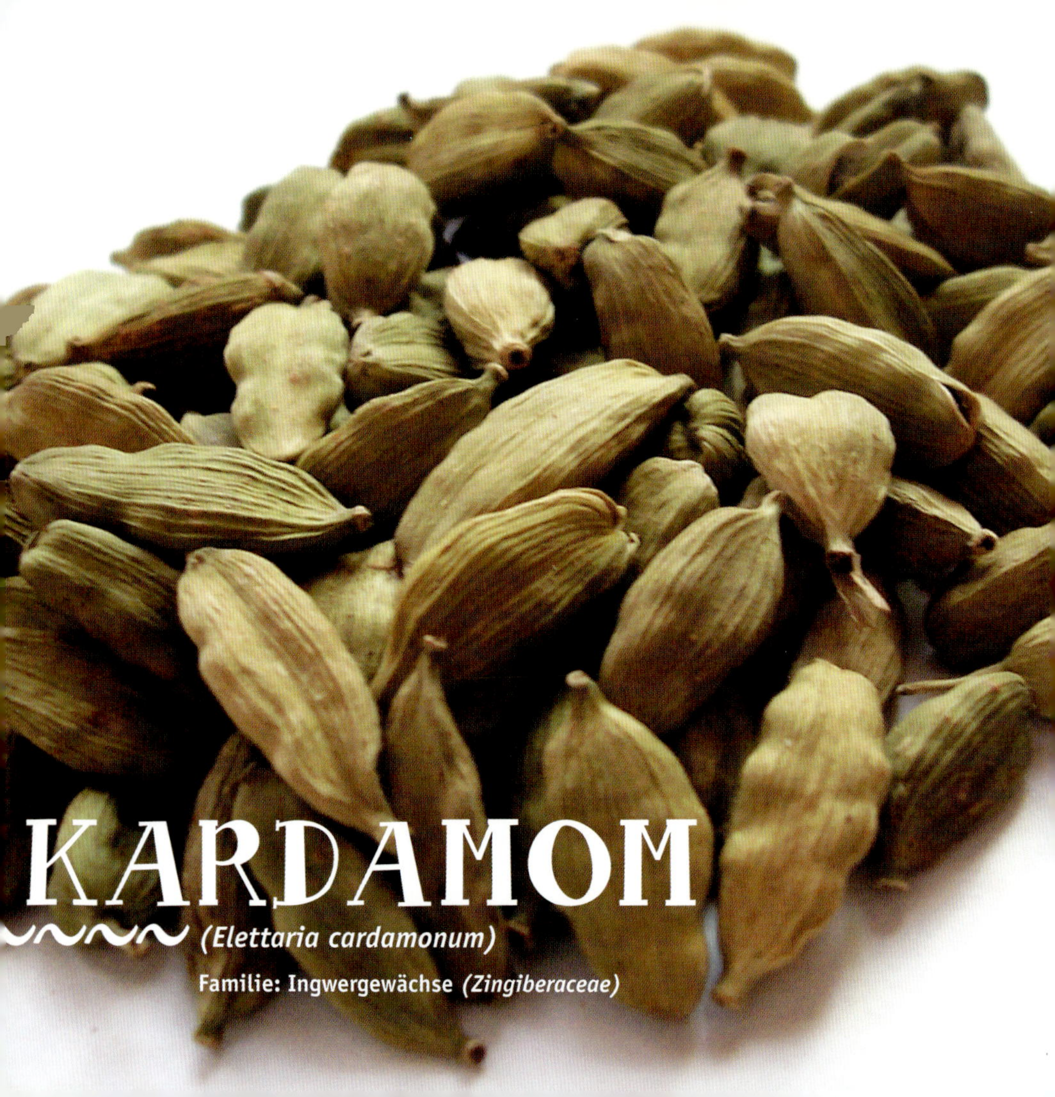

KARDAMOM

(Elettaria cardamonum)

Familie: Ingwergewächse *(Zingiberaceae)*

Herkunft:

Kardamom ist im südwestlichen Vorderindien beheimatet. Heutzutage sind Guatemala, Indien, Indonesien, Thailand, Papua-Neuguinea und Sri Lanka die Hauptproduzenten dieses aromatischen Gewürzes und Heilmittels.

Verwendung in der Volksheilkunde und als Gewürz:

Als alkoholischer Auszug ist Kardamom Bestandteil von vielen Magentropfen. Sein ätherisches Öl fördert die Verdauung und lindert Blähungen. Er kann im Mörser frisch verrieben und mit heißem Wasser übergossen als Tee getrunken werden bzw. als Zusatz in Anis-Fenchel-Kümmel-Tee, welcher an sich schon gegen Blähungen gut wirkt und als verdauungsfördernd bekannt ist.

Kardamom wird eine aphrodisierende und stimmungsaufhellende Wirkung zugesprochen.
Gute Qualität erkennt man an geschlossenen Kapseln einheitlicher Größe und grüner Farbe.

Für ein gutes Wachstum benötigt die Pflanze feuchtwarmes Klima. Alle sieben Jahre müssen neue Kulturen angelegt werden. Kardamom ist neben Vanille und Safran eines der feinsten, ältesten und meist geschätzten, aber auch teuersten Gewürze der Welt. Das Pflücken der Kapseln geschieht bis heute in Handarbeit.

Homöopathische Verwendung:

Elettaria cardamonum wird in der Homöopathie nur in tiefsten Potenzen (D 1 oder D 2) und selten verwendet. Sein Einsatzgebiet ist dasselbe wie in der Volksheilkunde.

Verwendung in der Chinesischen Medizin:

Die Geschmackseigenschaften von Kardamom werden in der Traditionellen Chinesischen Medizin als scharf, aromatisch und leicht bitter eingestuft und sein Temperaturverhalten als warm. Er kann kalten Schleim in der Lunge auflösen, d. h. wenn der Schleim klar ist und sich leicht abhusten lässt und ein Infekt durch eingedrungene Kälte in die Haut oder direkt in die Lunge entstanden ist. Dasselbe gilt für Lendenwirbelsäulenschmerzen durch diese Ursache. Auch bei Erschöpfung, Müdigkeit, Abwehrschwäche, Umstellungsschwierigkeiten bei Flugreisen, Knie-, Hüftgelenks- und Kreuzbeinschwäche kann Kardamom in regelmäßigen Dosen sich günstig auswirken. Bei Bluthochdruck ist Vorsicht geboten. Bitte holen Sie hierzu fachspezifischen ärztlichen Rat ein.

Bemerkenswertes:

Kardamom zeigt bei zu langer Lagerung einen hohen Verlust seines wertvollen ätherischen Öls, bis zu 40 Prozent pro Jahr. Verwenden Sie deswegen immer geschlossene Kapseln, die sie erst vor der Verwendung schälen und im Mörser mahlen, und lagern Sie nicht zu große Mengen. Kardamom passt sowohl zu Süßem als auch zu Pikantem. Er wird in Skandinavien Wurstwaren zugegeben, hierzulande ist er insbesondere als Weihnachtsgebäck-Gewürz bekannt.

Frühere Verwendung:

Bereits im antiken griechischen und römischen Reich war Kardamom ein importiertes Aromatikum und wurde hauptsächlich in der Parfümerie eingesetzt, weniger in der Küche. In Deutschland war er schon im Mittelalter bekannt.

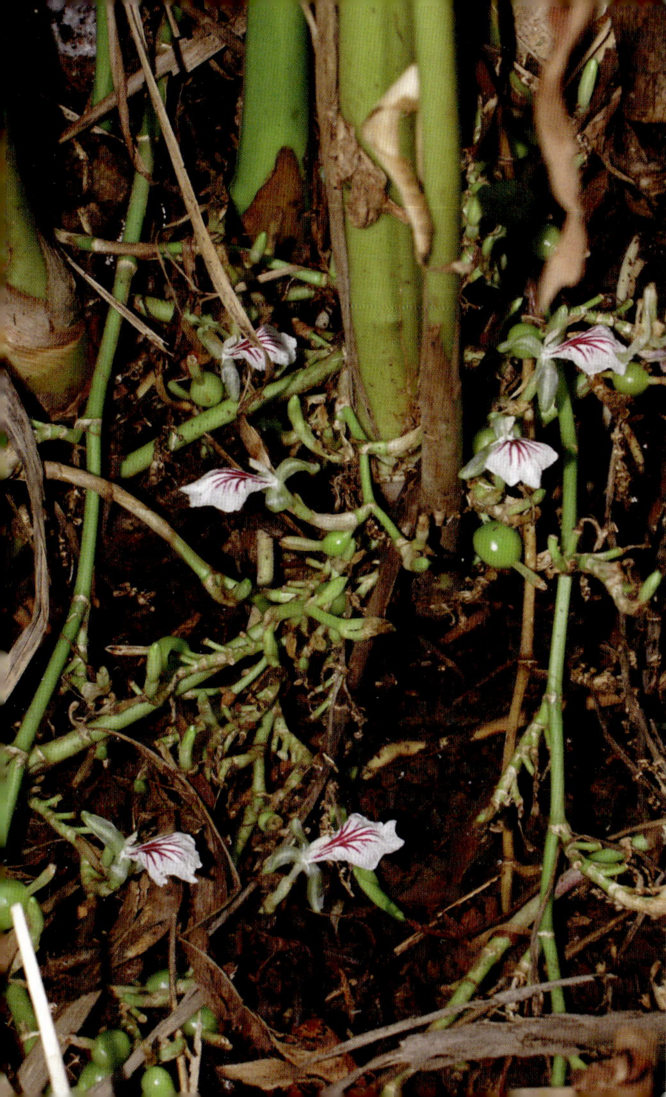

Der besondere Tipp:

Kaffee, besonders wenn Sie ihn nach einer Mahlzeit benötigen, wird bekömmlicher und dient der Verdauungsförderung, wenn Sie 1 – 2 Kardamomkapseln im Mörser aufbrechen und vor dem Überbrühen zum Kaffeepulver hinzugeben. So wird Kaffee traditionell im Orient zubereitet. Hierzulande ist diese Zubereitung besonders im Winter empfehlenswert, weil Kardamom durch seine wärmende Eigenschaft die des Kaffees noch unterstützt.

Ein leckeres

Kardamom-Rezept

finden Sie im Rezeptbuch, S. 24.

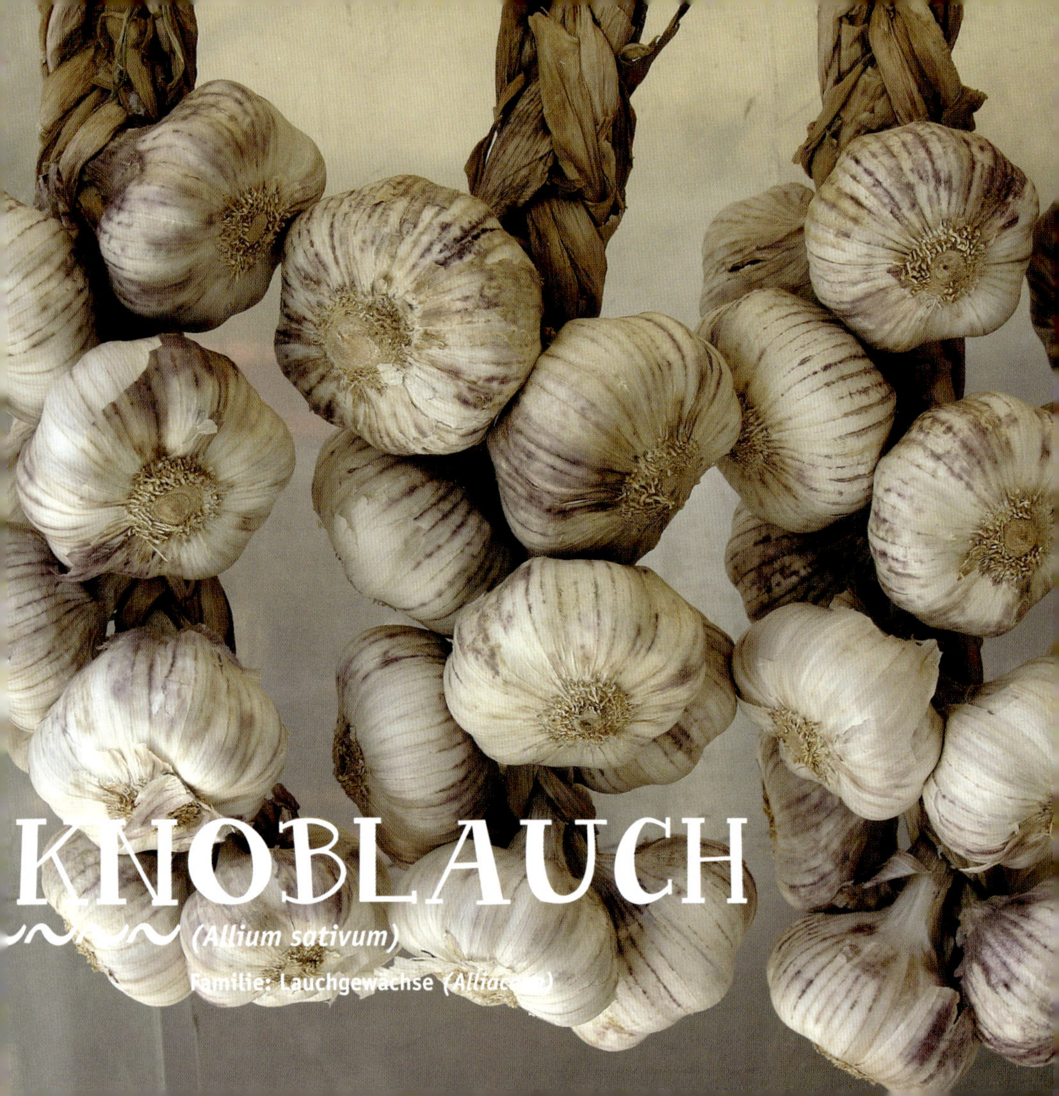

KNOBLAUCH

(Allium sativum)

Familie: Lauchgewächse *(Alliaceae)*

Herkunft:

Wahrscheinlich ist der Ursprung des Knoblauchs in Zentralasien, jedoch ist er heute auf der ganzen Welt in subtropischen und gemäßigten Klimazonen zuhause.

Verwendung in der Volksheilkunde und als Gewürz:

Die Knoblauchzehe ist in der Volksmedizin wegen ihrer cholesterin- und blutdrucksenkenden sowie Arteriosklerose vorbeugenden Eigenschaften weithin bekannt. Sie wirkt wurm- und keimtötend, verdauungsfördernd und entzündungshemmend.
Bei Keuchhusten und Bronchitis werden Knoblauch-Saft und Knoblauch-Zubereitungen mit Milch und Honig nach verschiedensten Hausrezepten gegeben.

Was jedoch wären die Küchen der Welt ohne diese Knolle? Nicht wegzudenken ist Knoblauch als Gewürz aus dem Tsatsiki der Griechen, dem Lammkotelett der Spanier, den Weinbergschnecken der Franzosen oder gar einem Curry der Nordinder.

Knoblauch-Saft:
10 Knoblauchzehen fein hacken, mit 10 TL Zucker vermischen, 300 ml Wasser zugeben und bis zum Sieden erhitzen, nach 5 Minuten abseihen. Über den Tag verteilt kann man diesen Knoblauch-Saft löffelweise bei Husten mit hellem Auswurf einnehmen.

Homöopathische Verwendung:

Allium sativum in der Potenz D 3 bis D 6 wird bei Verdauungsstörungen, Chronischer Bronchitis und Glieder- bzw. Muskelschmerzen bei Rheuma eingesetzt. Auch als Stärkungsmittel im Alter ist Knoblauch homöopathisch angewendet geeignet.

Verwendung in der Chinesischen Medizin:

Das Temperaturverhalten von Knoblauch wird in der Traditionellen Chinesischen Medizin als warm klassifiziert und sein Geschmack als scharf. Der scharfe Geschmack bewegt das Qi, die Lebenskraft. Insbesondere wirkt Knoblauch auf das Qi der Lunge, welcher das Immunsystem zugeordnet wird, und auch des Magens und der Milz. Er wird gegen Parasiten, insbesondere gegen Wurmerkrankungen, eingesetzt und bei Verdauungsblockaden durch kalte Speisen oder Getränke. Bei Folgen von Verzehr von verunreinigter Nahrung mit Erbrechen und/oder Durchfall kann Knoblauch, oft in Form von Sirup oder wie in China üblich in Essig eingelegt verabreicht, gute Erfolge leisten. Bei Bluthochdruck und hohen Blutfettwerten wird ebenfalls der Verzehr von Knoblauch empfohlen. Bitte sprechen sie jedoch hierüber zuvor mit Ihrem Arzt/Ihrer Ärztin. Bei beginnenden Erkältungen verwendet man Knoblauch-Ingwer-Wasser. Knoblauch-Zucker-Lösung wird zur unterstützenden Behandlung von Keuchhusten oder akuter Bronchitis empfohlen.

Roher Knoblauch tendiert dazu, Hitze im Körper zu verschlimmern, weshalb man ihn roh nicht bei hohem Fieber, starken Entzündungen und starken Schweißabsonderungen geben sollte.

Knoblauch in Essig:

Mehrere Zehen Knoblauch in einem Glas mit Verschluss in Essig so einlegen, dass sie bedeckt sind und im Kühlschrank aufbewahren. Bei Bedarf eine Knoblauchzehe herausnehmen und zerdrücken und max. 10 g davon essen. Mit warmem Wasser nachspülen.

Knoblauch-Ingwer-Wasser:

15 g geschälten frischen Knoblauch und 15 g geschälten frischen Ingwer klein schneiden und in Wasser kochen, dann mit braunem Zucker abgeschmeckt löffelweise einnehmen.

Knoblauch-Zucker-Lösung:

30 g Knoblauch in ca. 200 ml heißem Wasser eine Stunde lang köcheln lassen, den Sud mit weißem Zucker abschmecken und davon täglich 2 – 3 Mal eine kleine Menge einnehmen.

Bemerkenswertes:

Als Gewürz sollte Knoblauch nicht zu sehr angebraten werden, da er sonst sehr bitter schmecken kann. In gepresstem oder gehacktem Zustand sollte man ihn auch nicht lange an der Luft aufbewahren, der Oxidationsprozess verändert sonst den Geschmack. Übrigens nimmt, wer selbst Knoblauch isst, den Geruch in der Atemluft anderer Knoblauch verzehrender Menschen nicht wahr.

Frühere Verwendung:

In der Antike aßen die Athleten vor den olympischen Spielen zur Kräftigung Knoblauch. Als natürliches Antibiotikum wurde er hoch geschätzt. Die römische Oberschicht zog Zwiebeln dem Knoblauch wegen seines Geruchs vor. Früher wie heute glauben viele asiatische Länder an seine aphrodisierende Wirkung. Die Ägypter schätzten ihn schon wegen seiner desinfizierenden Wirkung. Deswegen gehörte er zur täglichen Speise der Arbeiter beim Pyramidenbau.

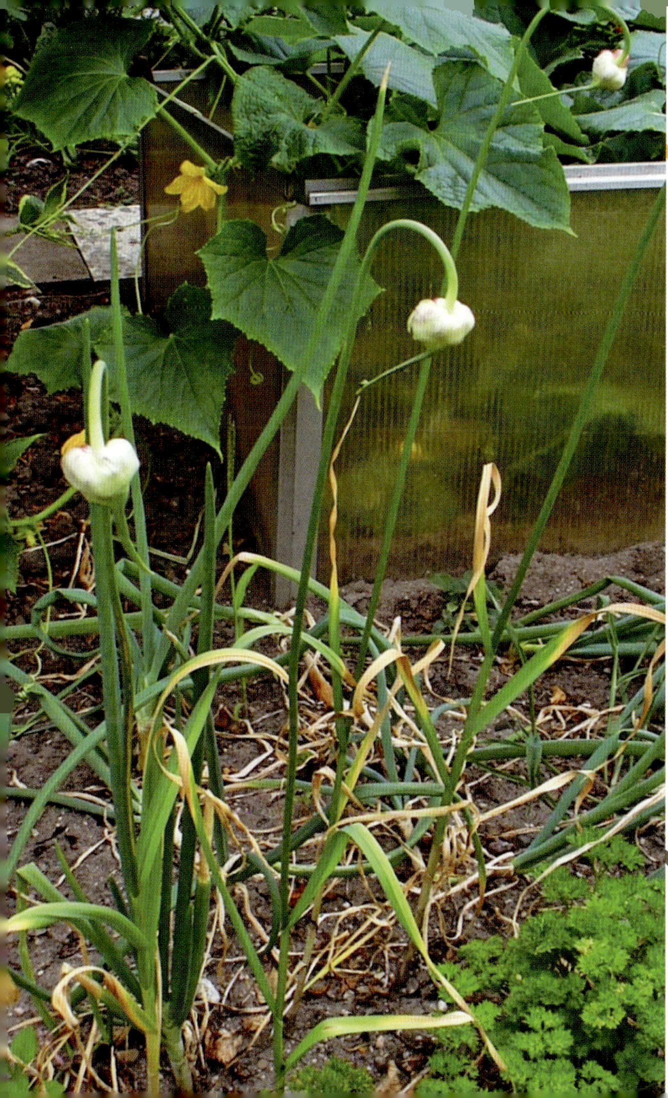

Der besondere Tipp:

Der typische Atemgeruch nach dem Knoblauchverzehr lässt sich abmildern, indem man frische Pfefferminzblätter oder Petersilie kaut oder ein Glas Milch nach dem Verzehr trinkt. Ihre Schärfe verlieren die Knoblauchzehen, wenn man sie vor der Verwendung in Milch kocht. Nun noch ein kleiner Gartentipp: Unter Rosen gepflanzt, soll Knoblauch diese angeblich stärker zum Duften bringen und sie vor Schädlingen schützen.

Ein leckeres

Knoblauch-Rezept

finden Sie im Rezeptbuch, S. 25.

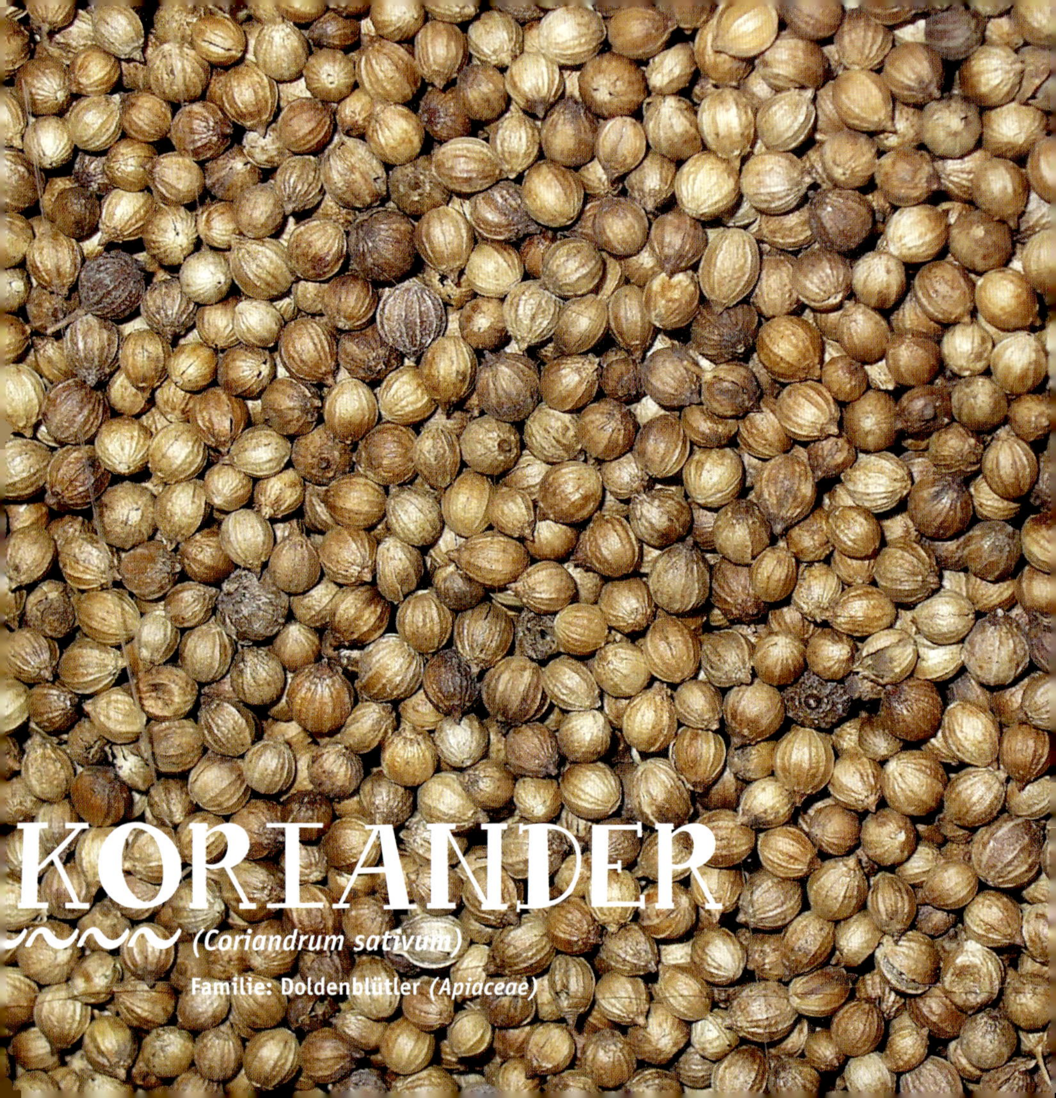

KORIANDER

(Coriandrum sativum)

Familie: Doldenblütler *(Apiaceae)*

Herkunft:

Koriander ist in seinen Herkunftsgebieten Vorderasien, Nordafrika und Südeuropa seit Jahrtausenden als Gewürz bekannt. Zur Pflanzenfamilie der Apiaceae gehören auch Anis, Fenchel und Kümmel, welche sehr gut gegen Blähungen wirken. Mischt man alle vier Gewürze, verstärkt sich diese Wirkung noch.

Verwendung in der Volksheilkunde und als Gewürz:

Sowohl das frische Kraut, als auch die Samen werden zum Würzen und als Heilmittel verwendet. In Asien ist das frische Korianderkraut in der Verwendung für Speisen vergleichbar mit unserer Petersilie. Der Samen des Korianders ist hierzulande vor allem als Gewürz und für seine gute Wirkung bei Beschwerden im Verdauungstrakt bekannt. Schwerverdaulichen Lebensmitteln, wie eingelegten Gurken, eingemachten Rote Beete Knollen, Hülsenfrucht- und Kohlgerichten sowie Eintöpfen wird er als Verdauungshilfe gerne beigesetzt. Auch in Brotgewürzmischungen ist er enthalten. Für Lebkuchengewürzmischungen oder zum Würzen von Süßspeisen wie Kompotten ist dieses Gewürz ebenfalls geeignet. Völlegefühle nach schweren Mahlzeiten, Blähungen und leicht krampfartige Bauchbeschwerden gehören zu den Einsatzgebieten des Korianders.

Teemischung mit Koriander gegen Blähungen:

2 Teile zerstoßener Kümmel, 1 Teil Anis, 1 Teil Fenchel, 1 Teil Koriander. 2 TL werden mit 250 ml kochendem Wasser übergossen und 10 Minuten ausgezogen. Dann abseihen und warm nach den Mahlzeiten ungesüßt trinken. Nicht nur bei Blähungen, sondern auch bei krampfartigen Beschwerden des Magen-Darm-Trakts kann dieser Tee eingesetzt werden. Ziehen Sie aber bitte bei wiederkehrenden Beschwerden solcher Art einen Arzt/eine Ärztin zu Rate.

Homöopathische Verwendung:

Coriandrum sativum D1 oder D2 wird in der Homöopathie genau wie in der Volksheilkunde in Tropfen bzw. Tablettenform (je nach Beschwerdenstärke 1–3 Mal täglich 5 Tropfen bzw. 1 Tablette) bei Völlegefühl nach schwerverdaulichen Mahlzeiten sowie krampfartigen Bauchschmerzen und Blähungen eingesetzt.

Verwendung in der Chinesischen Medizin:

Korianderkraut wird als neutral, der Samen als warm vom Temperaturverhalten her klassifiziert. Scharf und süß sind die Geschmacksqualitäten. Sein eigenartiger Geruch macht den Koriander nicht zu Jedermanns Lieblingsgewürz. In der Traditionellen Chinesischen Medizin ist er nicht nur als Verdauungshilfe bekannt, sondern wird auch bei Blasenentzündungen, zum Ausleiten von Toxinen wie Quecksilber und beim Masernhautausschlag verwendet. Bei Erkältungen mit wenig Fieber und wenig Schweiß hilft Korianderkraut-Tee zusammen mit Frühlingszwiebeln (6 g Korianderkraut und 10 g Frühlingszwiebeln in Wasser auskochen), Schweiß zu bilden und Wind und Kälte aus dem Körper hinauszubefördern. Des Weiteren findet Koriander hier Anwendung bei depressiver Verstimmung, Konzentrationsstörungen und Stocken des Kreativitätsflusses sowie der eigenen Ausdruckskraft.

Bemerkenswertes:

Koriander war eine der ersten Gewürzpflanzen, die Amerika erreichten und wurde vor 1670 in Massachusetts angebaut. Er ist ein unabdingbarer Bestandteil von Currypulver und indischen Masalas sowie des nordafrikanischen Harissa. Seine Essenz wird außerdem zum Würzen von Schokoladen oder Likören, für das Beduften von Weihrauchmischungen und in der Parfümerie verwendet. Rösten Sie einmal den Koriandersamen ohne Fett vor dem Mörsern in einer Pfanne. Er bekommt dann einen noch besseren, nussartigen Geschmack. Koriander ist eines der wenigen Gewürze, die gut mit frischen Kräutern wie Thymian, Oregano oder Majoran harmonisieren und auch als „Brückengewürz“ zur Harmonisierung zwischen Blatt- und Samengewürzen eingesetzt werden. Er ist ein häufig verwendeter Bestandteil von Gewürzmischungen.

Frühere Verwendung:

Ägyptische Grabbeigaben zeigten, dass man schon 1.000 Jahre vor Christus Koriander kannte. Griechen und Römer brachten Koriander mit nach Mittel- und Nordeuropa. Auch zur Fleischkonservierung wurde er verwendet, denn er hat leicht antibakterielle und antimykotische (pilzhemmende) Eigenschaften, die man sich hierbei zunutze machen kann.

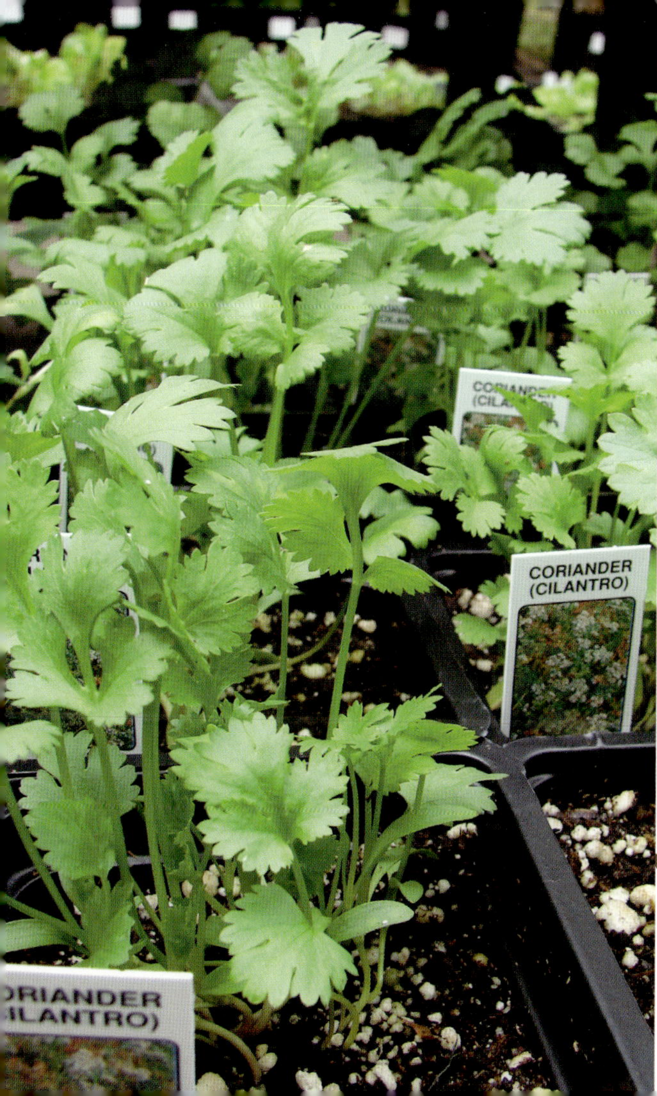

Der besondere Tipp:

Mischen Sie bei Durchfall einen halben Teelöffel zerstoßenen Koriandersamen in einen halben Liter Buttermilch und trinken Sie ihn langsam. Einfach, aber hilfreich ist dieses rasch zubereitete Rezept.

Ein leckeres

Koriander-Rezept

finden Sie im Rezeptbuch, S. 26.

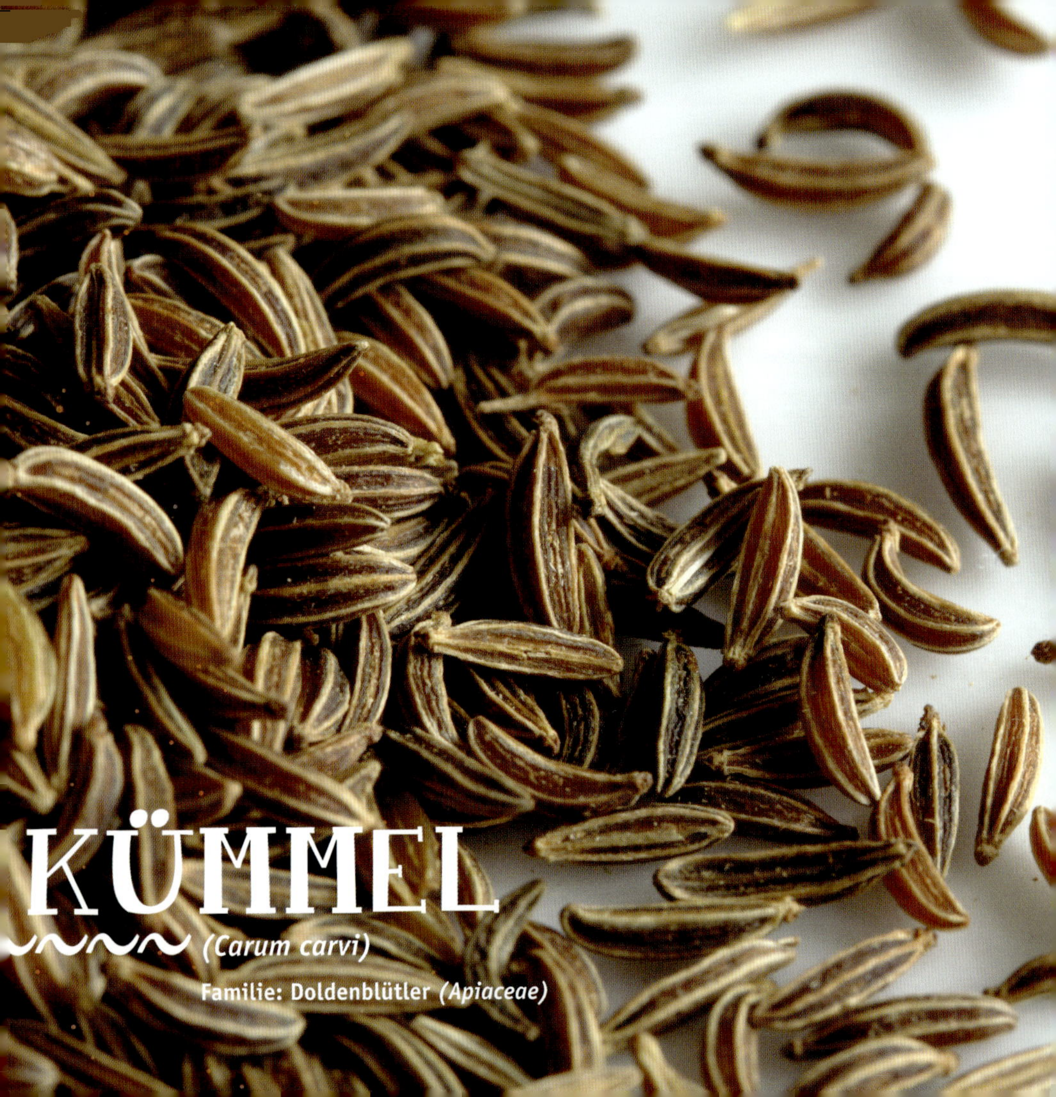

KÜMMEL

(Carum carvi)

Familie: Doldenblütler *(Apiaceae)*

Herkunft:

Kümmel stammt aus Nord- und Zentraleuropa sowie Asien. Wiesenkümmel ist in Vorderasien und im Mittelmeerraum beheimatet. Heute begegnet man ihm in ganz Europa. Wild wächst er an Wegrändern und Wiesen. Der Echte Kümmel wird in Osteuropa, den Niederlanden und Ägypten als Gewürz- und Heilpflanze kultiviert.

Verwendung in der Volksheilkunde und als Gewürz:

Kümmel wirkt appetitanregend, verdauungsfördernd, entkrampfend, bakterienhemmend, menstruationsfördernd und hilft gegen Mundgeruch und Sodbrennen, indem man ein paar Samen nach der Mahlzeit kaut. Für Babys, die unter Blähungskoliken leiden, gibt es Kümmelzäpfchen oder Anis-Fenchel-Kümmel-Öl zur äußerlichen Einreibung auf den Bauch in der Apotheke zu kaufen. Jedoch auch ein Tee, besonders in Kombination mit Anis und Fenchel, erweist sich bei Blähungen sowohl für Säuglinge als auch bei Erwachsenen als äußerst hilfreich.

Als Gewürz verwendet werden die herb-aromatisch schmeckenden getrockneten Früchte des Echten Kümmels. Er ist eines der ältesten in Europa verwendeten Gewürze. In der Küche wird Kümmel häufig als Einzelgewürz, z.B. in Sauerkraut-, Weißkohl- und Wirsinggerichten zur besseren Bekömmlichkeit derselben verwendet. Aber auch in Kartoffelgerichten oder pikantem Gebäck, in Brot, bestimmten Käsesorten, Lamm,- Schweine- und Gänseschmorbraten ist er aus geschmacklichen und den bekannten medizinischen Gründen der Verdauungsförderung zu finden. Damit Kümmel sein Aroma nicht verliert, sollte man ihn erst ca. 20 Minuten vor Beendigung des Kochvorgangs zugeben. Kalten Gerichten sollte Kümmel, der im Mörser gestoßen wurde, zugegeben werden, damit er sein volles Aroma entfalten kann.

Kümmel-Tee:

1–2 TL (3–5 Gramm) im Mörser zerstoßene Kümmelsamen mit 150 ml heißem Wasser übergießen, ca. 10–15 Minuten ziehen lassen und dann abseihen.

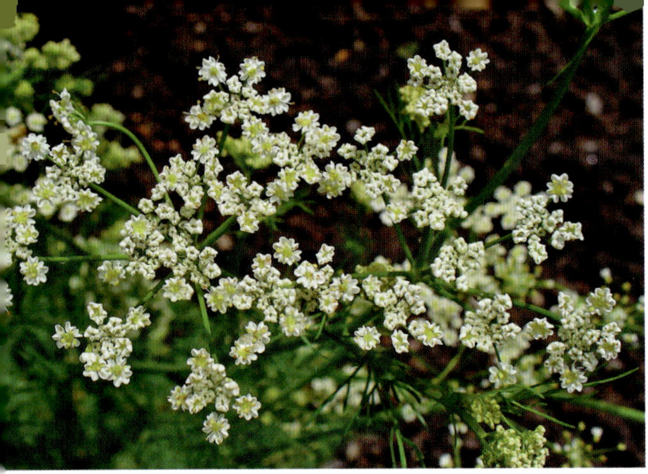

Bemerkenswertes:

Kümmelessenz wird wegen ihres zitronenartigen und würzig-aromatischen Geschmacks Seifen, Parfums und Mundspülungen zugesetzt.
Der in Norddeutschland bekannte Schnaps namens „Kümmel" wird zwar aus Getreide gebrannt, aber ihm wird das ätherische Öl des Kümmels zugesetzt.

Frühere Verwendung:

Die Früchte der Kümmelpflanze wurden in Ausgrabungen, die sich auf ca. 3.000 Jahre v. Chr. zurückdatieren lassen, gefunden. Im Mittelalter waren die blähungslindernden Eigenschaften des Kümmels hierzulande bekannt. In Süßspeisen verarbeitet, wurde er nach Festgelagen zum Abschluss der Mahlzeit gereicht.

Homöopathische Verwendung:

Kümmel wird bislang nicht in der Homöopathie verwendet.

Verwendung in der Chinesischen Medizin:

Der scharf-süße Geschmack sowie sein warmes Temperaturverhalten wirken aus Sicht der Traditionellen Chinesischen Medizin verdauungsfördernd, die Östrogenbildung anregend (menstruationsfördernd), krampflösend, appetitanregend, magenstärkend, schleimlösend, und den Milchfluss fördernd bei stillenden Frauen. Er wird also für Beschwerden im Magen-Darm-Bereich, in der Gynäkologie und Lungenheilkunde verwendet.

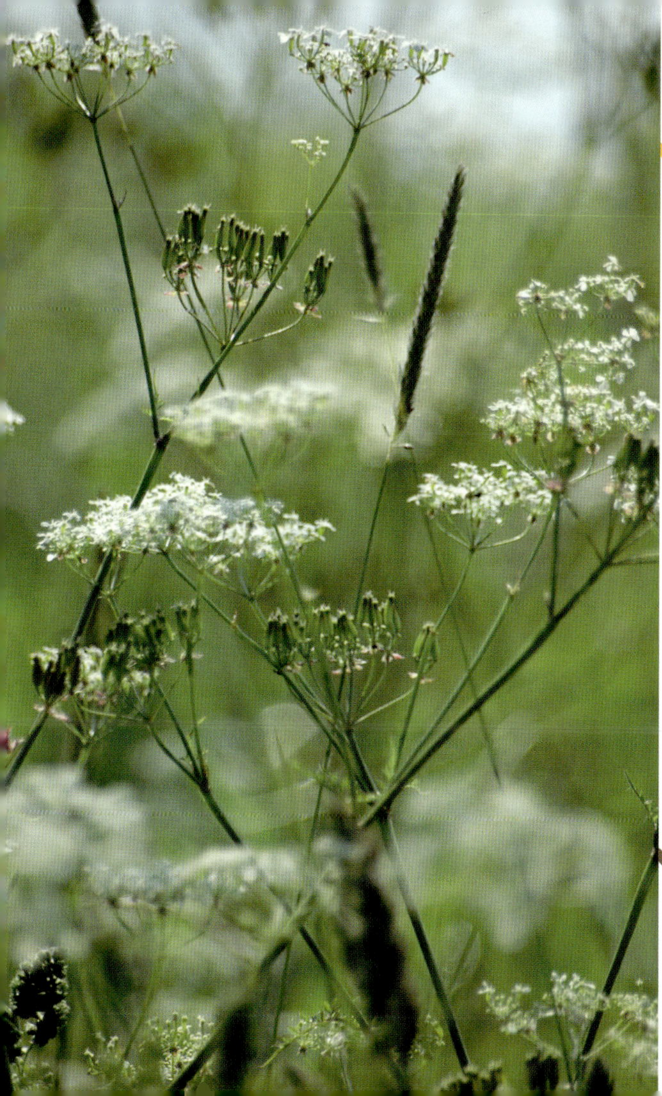

Der besondere Tipp:

Wenn man nicht die ganzen Kümmelsamen in der Mahlzeit mitkochen oder mitschmoren möchte, kann man sie auch in ein kleines Leinensäckchen einbinden und dieses dann nach dem Kochvorgang wieder aus der Soße oder Suppe herausnehmen.
Hellere Kümmelsorten sind qualitativ hochwertiger. Kümmel kann auch mit einem guten, schweren Messer gehackt werden. Geben Sie zuvor etwas Speiseöl auf das Schneidebrett. So kann er nicht wegspringen.

Ein leckeres

Kümmel-Rezept

finden Sie im Rezeptbuch, S. 27.

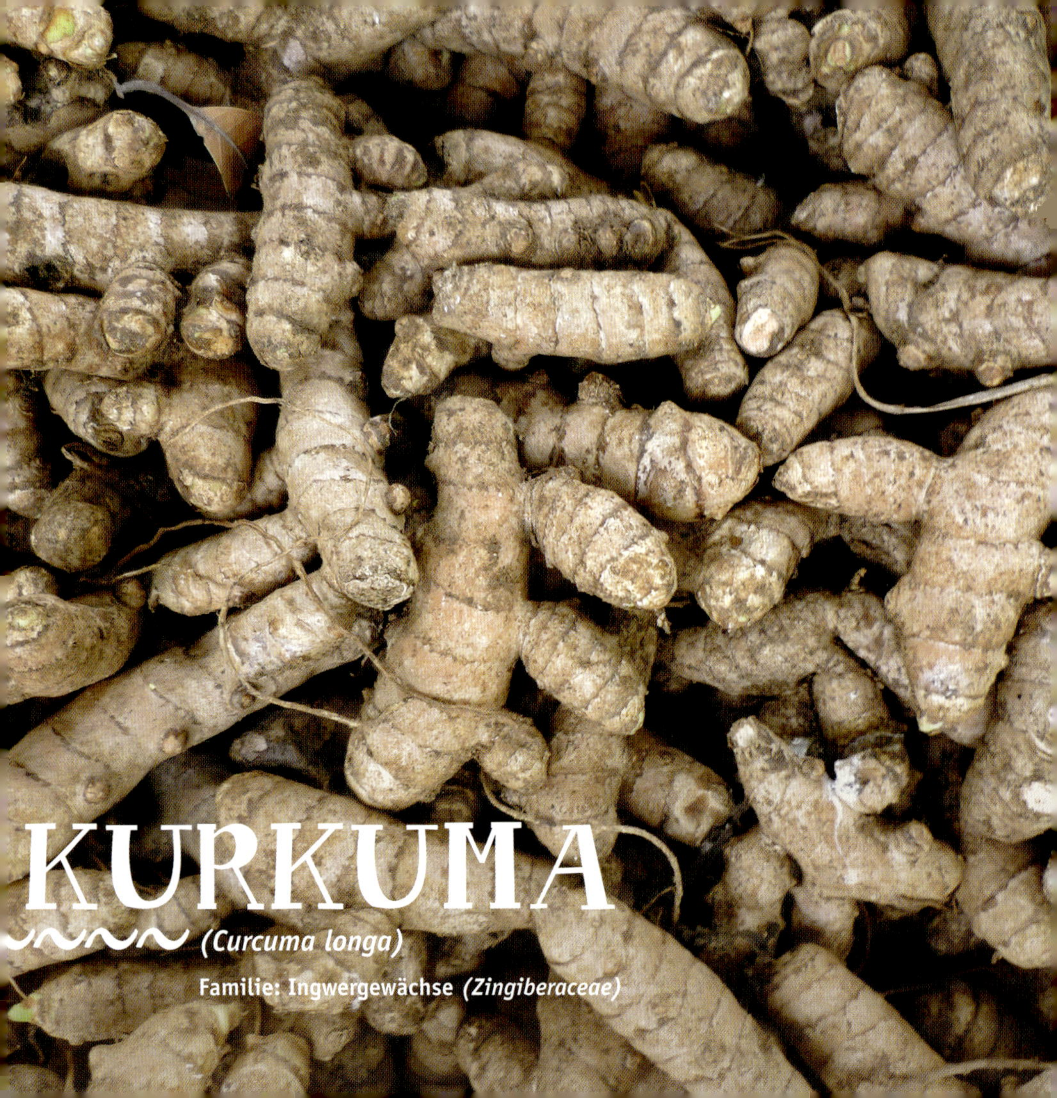

KURKUMA

(Curcuma longa)

Familie: Ingwergewächse *(Zingiberaceae)*

Herkunft:

Die Gelbwurz ist in Südost- bzw. Südasien beheimatet. Die heutige Hauptweltproduktion ist in Indien.

Verwendung in der Volksheilkunde und als Gewürz:

Ähnlich wie Ingwer, mit dem die Pflanze botanisch verwandt ist, sieht die Wurzelknolle von Kurkuma aus. Diese wird als Gewürz und Heilmittel verwendet; nach der Ernte wird sie kurz überbrüht, dann in der Sonne getrocknet und pulverisiert. Curcumin, der gelbe Farbstoff von Kurkuma, fördert die Entleerung der Gallenblase und wird bei Magen-Darm-Beschwerden eingesetzt.

Das in der Wurzel enthaltene ätherische Öl fördert zudem die Gallenproduktion in der Leber.
Nach neuesten Erkenntnissen wird Kurkuma ein krebshemmendes Potential zugeschrieben.
Als Beimischung in Currypulver ist Kurkuma unerlässlich.

Vorsicht:
nicht bei Verschluss der Gallenwege oder Gallensteinen anwenden.

Homöopathische Verwendung:

In der Potenz D1 bis D3 wird Curcuma in der homöopathischen Therapie zur Förderung der Gallenausscheidung 1–3 Mal täglich, 5 Tropfen oder 5 Globuli verabreicht.

Verwendung in der Chinesischen Medizin:

Kurkuma tonisiert das so genannte Milz-Qi, was bedeutet, dass es bei Magen-Darm-Symptomen wie Völlegefühl, Blähungen, Appetitlosigkeit, Eiweiß-Verdauungsschwäche, Magendruck, Durchfall, Hämorrhoiden und Aufstoßen eingesetzt werden kann. Auch als Arzneimittel bei schmerzhafter Menstruation oder wenn die Menstruation ausbleibt, wird es in der Traditionellen Chinesischen Medizin verwendet. Ebenso bei Akne, Juckreiz und schuppenden Hauterkrankungen und Mundschleimhautentzündungen.

Bemerkenswertes:

Die intensiv goldgelb leuchtenden Kutten der buddhistischen Mönche werden mit Kurkuma gefärbt. Die Wurzel gilt als heilig und wird auf pazifischen Inseln als Schutz gegen böse Geister mitgeführt. Kurkuma gilt bei indischen Verlobungs- und Hochzeitsriten auch als Fruchtbarkeitssymbol und Glücksbringer. Hierzulande findet es in der Nahrungsmittelindustrie Verwendung in der Gelbfärbung von Senf, Likören, Käse und Butter. Kurkuma ist als Lebensmittelfarbstoff in der EU zugelassen und mit der Bezeichnung E 100 auf den Inhaltsstoffangaben gekennzeichnet. Durch seine intensive gelbe Farbe wird Kurkuma zum Strecken und Fälschen von Safran verwendet.

Frühere Verwendung:

In der indischen ayurvedischen Medizin und Küche spielt Kurkuma seit 3.000 bis 4.000 Jahren eine wichtige Rolle. 80 Prozent der Welternte werden in Indien produziert. In der Küche hatte Kurkuma im europäischen Mittelalter keine Bedeutung, wurde jedoch als Farbstoff und Medizin verwendet. Dioskurides (griech. Arzt, 1. Jh. n. Chr.) berichtet von einer grasartigen Pflanze mit gelber Wurzel, was darauf hindeutet, dass er bereits Kurkuma gekannt haben könnte.

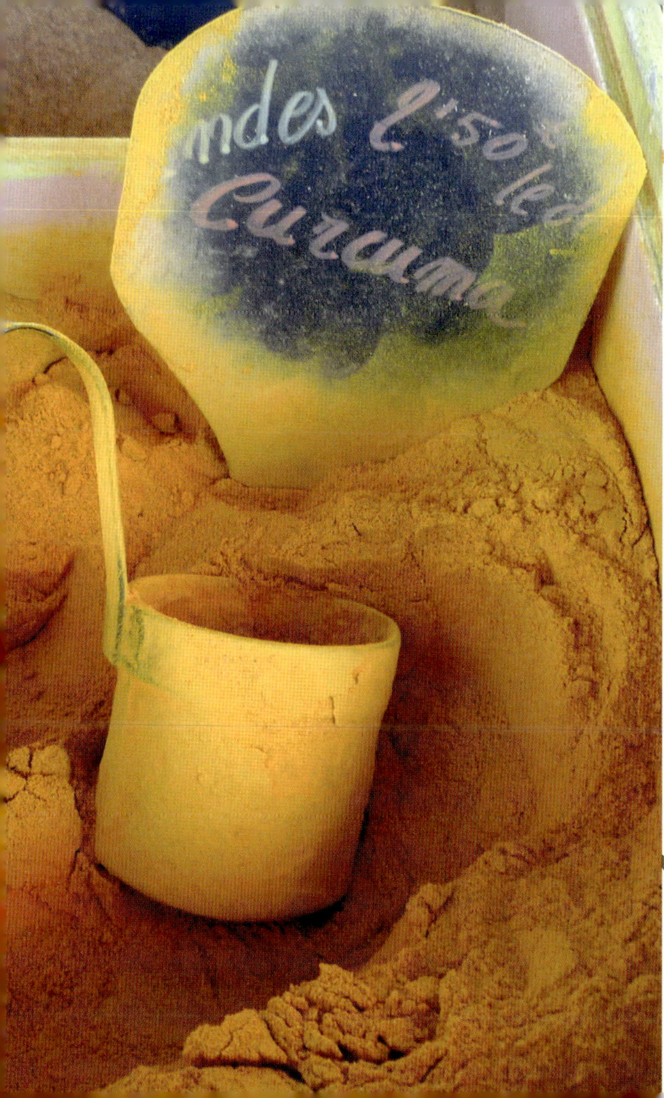

Der besondere Tipp:

Gerade wegen seiner Eiweiss verdauungsfördernden Eigenschaften ist Kurkuma als Gewürz für Eierspeisen, insbesondere Eiersalat und Krabben- oder Garnelensalat o.Ä. zu empfehlen. Kaufen Sie keine großen Mengen in pulverisierter Form, da es schnell an Aroma verliert. Wenn Sie eine frische Kurkumawurzel bekommen, hält sie wochenlang im Gemüsefach des Kühlschranks frisch und kann wie Ingwer verwendet werden.
Vorsicht: Beim Schneiden entsteht eine starke Färbung aller berührenden Teile.

Ein leckeres

Kurkuma-Rezept

finden Sie im Rezeptbuch, S. 29.

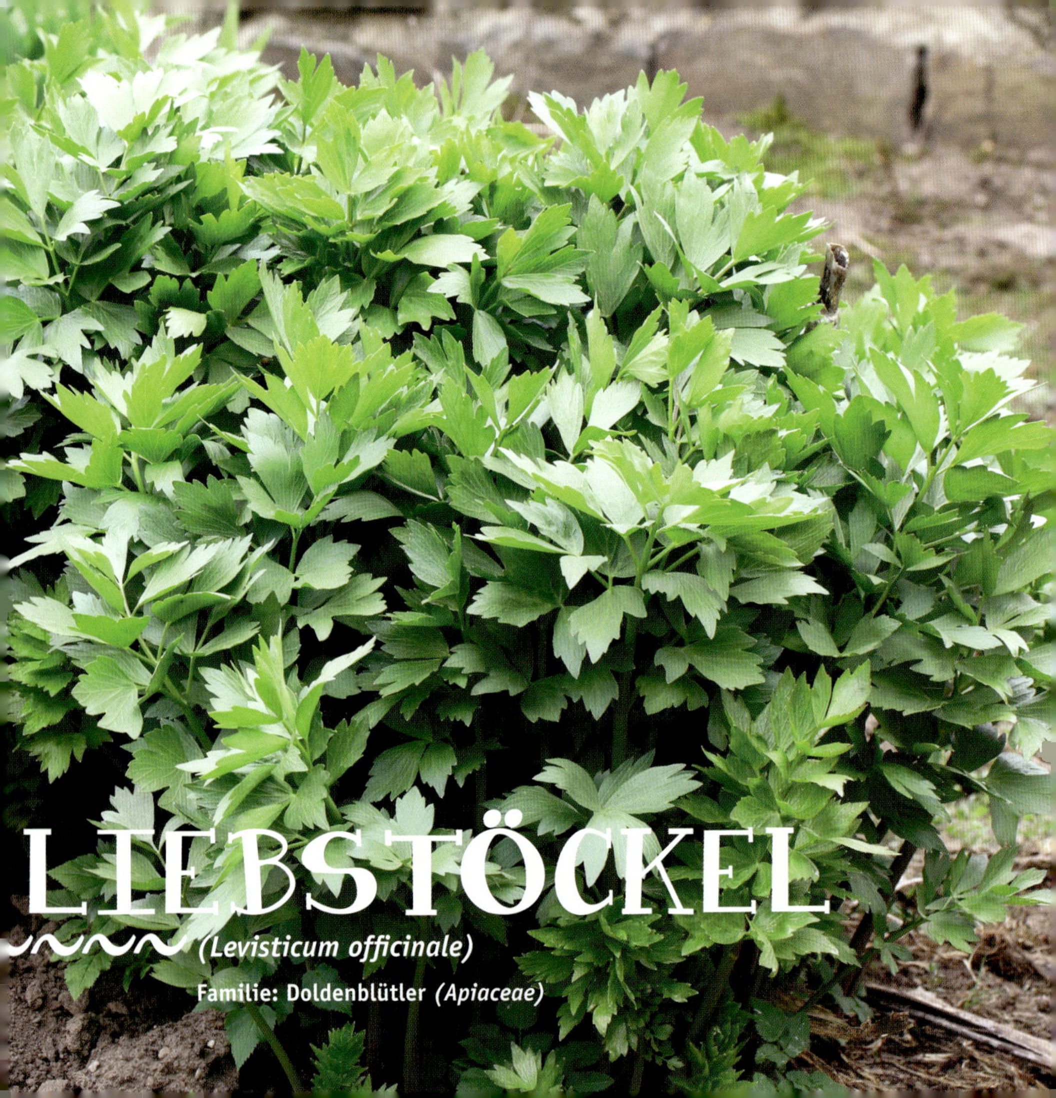

LIEBSTÖCKEL

(Levisticum officinale)

Familie: Doldenblütler *(Apiaceae)*

Herkunft:

Wahrscheinlich hat Liebstöckel einen zentralasiatischen Ursprung. Eindeutig lässt sich dieser nicht mehr nachvollziehen. Heute sind die bedeutsamsten Anbauländer Deutschland, Polen, Niederlande und Bulgarien.

Verwendung in der Volksheilkunde und als Gewürz:

In Europa wurde Liebstöckel über Klostergärten verbreitet. Für seine wassertreibende Wirkung ist er in der westlichen Volksheilkunde bekannt. Um Verdauungsbeschwerden wie Sodbrennen, Aufstoßen oder Völlegefühl zu lindern, wird Liebstöckel in viele Magentees gemischt. Sein Aroma machen diese sehr schmackhaft.

Als Gewürz werden meist die Blätter frisch verwendet. Im Handel sind sie jedoch auch getrocknet erhältlich. Ab September können die Wurzeln ausgegraben und nach dem Waschen an der Luft getrocknet werden. Die Wurzel wird selten allein gebraucht, meist zusammen mit Blättern. Ihr jedoch schreibt man die größere wassertreibende Wirkung zu. Der charakteristische Geruch hat Liebstöckel den Beinamen „Maggikraut" eingebracht, obwohl er nicht Bestandteil desselben ist.

Liebstöckel-Tee:

2 gestrichene TL klein geschnittene Liebstöckelwurzel mit 250 ml kaltem Wasser ansetzen und erhitzen bis zum Sieden. Danach sofort abseihen.

Homöopathische Verwendung:

Levisticum wird selten in der Homöopathie verwendet. Als äußerliche Anwendung ist es in Form von *Levisticum* Ohrentropfen bei beginnenden Ohrenentzündungen bekannt. Prinzipiell kann es potenziert bei kleinen Kindern mit Magenbeschwerden in der Potenz D 6 angewendet werden. Andere Arzneimittel sind hierfür jedoch bekannter und bewährter.

Verwendung in der Chinesischen Medizin:

Von seiner Temperatur her wird Liebstöckel als warm klassifiziert. Verschiedene Geschmackseigenschaften werden ihm zugeschrieben wie süß, scharf, leicht bitter und aromatisch. Wasseransammlungen im Gewebe ab der Taille abwärts, aber auch chronische Blasenentzündungen und Ausfluss sind Einsatzgebiete für Liebstöckel in der Traditionellen Chinesischen Medizin. Ebenso ist er einsetzbar bei verspäteter oder verminderter bzw. ausbleibender Menstruationsblutung. Er kann bei verzögertem Geburtsverlauf oder Festhalten der Plazenta sowie bei Gelbsucht der Leber hilfreich sein. Liebstöckel hat in dieser Medizin seinen Platz bei Impotenz, sexueller Schwäche und Erschöpfungszuständen.

Bemerkenswertes:

Im Volksglauben hat die Silbe „Lieb-" dem Gewürz eine aphrodisierende Wirkung eingebracht. Junge Frauen sollen sich durch Tragen von ein paar Zweigchen Liebstöckel unwiderstehlich gemacht haben. Die Silbe bezieht sich jedoch auf Ligurien, einer italienischen Provinz. Dorthin kam er aus Persien im 14. Jahrhundert und eroberte insbesondere die gemüse- und fischreiche Küche Liguriens. In Persien wurde Liebstöckel „Luststock" genannt, insofern hat diese Silbe wohl doch zwei Bedeutungen. Seine ätherischen Öle schützen im Garten übrigens gut vor Ungeziefer.

Frühere Verwendung:

In der altrömischen Küche war Liebstöckel ein äußerst beliebtes Gewürz. Als Bestandteil von Magenbittern und zur Aromatisierung von Likören wird Liebstöckel schon seit Langem verwendet. Der Wurzel schrieb man im Mittelalter Zauberkräfte gegen böse Geister zu und trug sie bei sich.

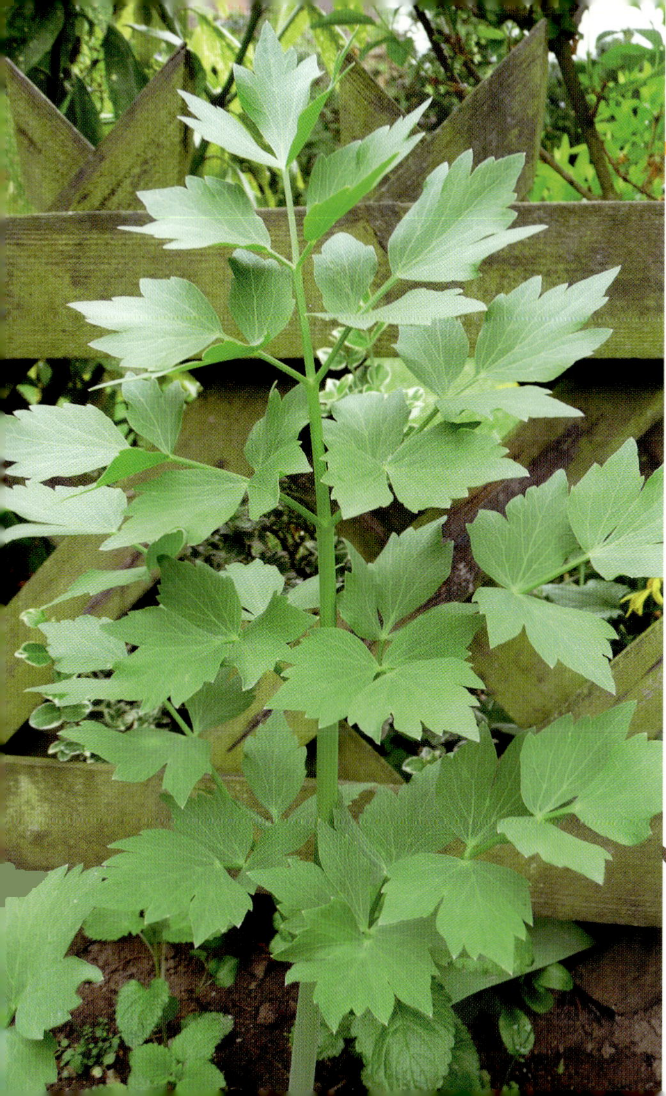

Der besondere Tipp:

Geben Sie die gehackten Blätterbitte sparsam, erst am Ende der Kochzeit zum Gericht, dann behalten sie ihr Aroma besser. In lang kochenden Fleischbrühen empfiehlt sich, ein Stück Liebstöckelwurzel mitzukochen. Liebstöckel passt gut zu Paprika-, Tomaten-, Geflügel-, Hackfleisch- und generell Fleischgerichten.

Vorsicht: Nicht während der Schwangerschaft oder bei akuten Nierenentzündungen anwenden! Extremer Verzehr kann zu Nierenreizungen und Schwindel führen. Bitte holen Sie im Zweifelsfall ärztlichen Rat ein.

Ein leckeres

Liebstöckel-Rezept

finden Sie im Rezeptbuch, S. 30.

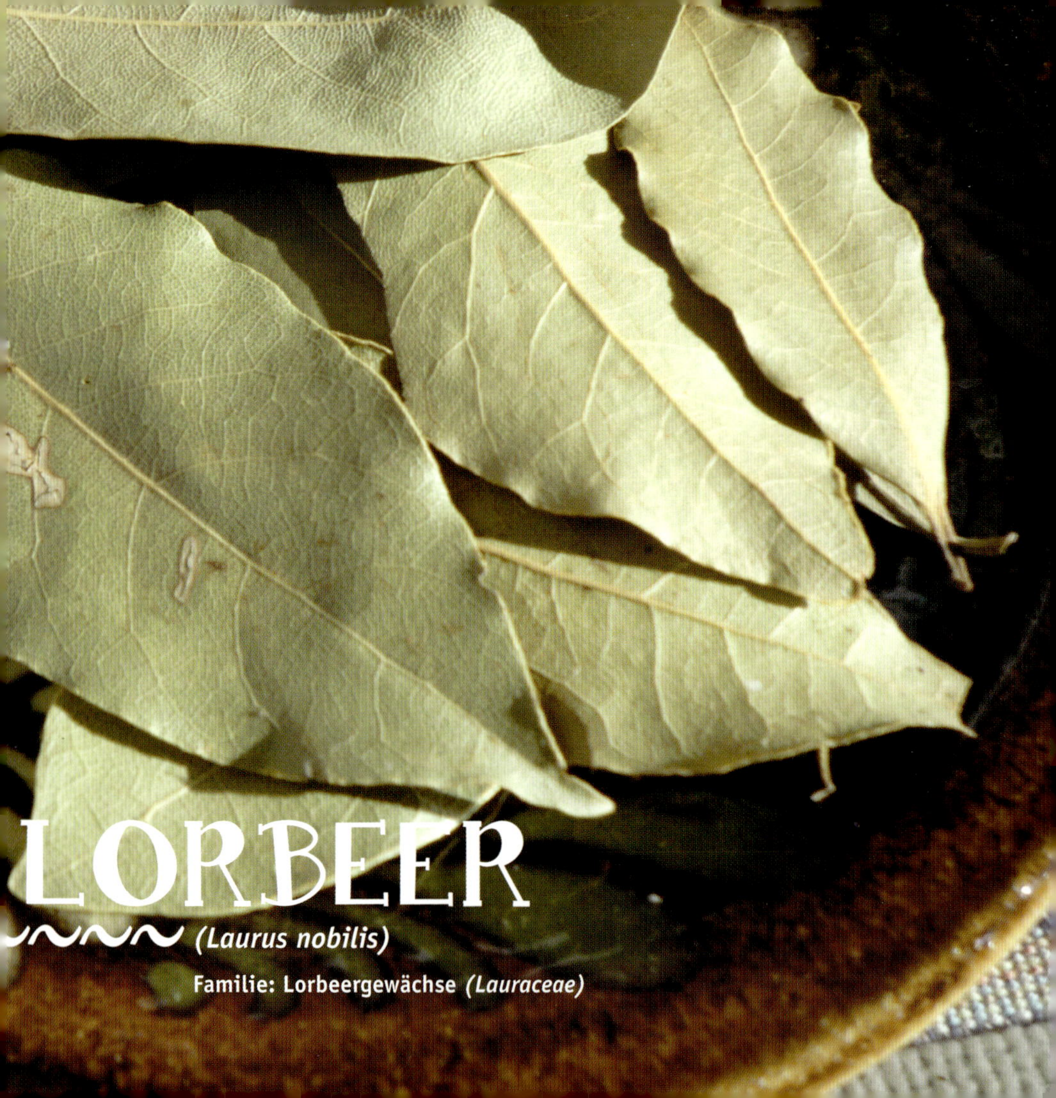

LORBEER

(Laurus nobilis)

Familie: Lorbeergewächse *(Lauraceae)*

Herkunft:

Der Lorbeerbaum kommt aus Kleinasien und wächst heute im Mittelmeerraum, in Mittel- und Südamerika sowie in Südrussland.

Verwendung in der Volksheilkunde und als Gewürz:

Lorbeerblätter werden jung von Hand geerntet und getrocknet. Lorbeeröl wird als Salbe gegen Muskelzerrungen und Verstauchungen verwendet. Innerlich kommen Lorbeerblätter vorwiegend als Gewürz, jedoch auch als Lorbeer-Tee zur Anwendung. Trinken Sie 1 Tasse ungesüßt nach einem schweren Essen zur Verdauungsförderung und wenn Sie leicht unter Blähungen leiden. Auch bei Bronchitis kann dieser Tee mit Honig gesüßt hilfreich sein.

Lorbeer-Tee:

2 – 3 getrocknete Lorbeerblätter werden in 1 Liter Wasser aufgekocht und nach 10-minütigem Ziehenlassen entfernt.

Homöopathische Verwendung:

Lorbeer wird bislang nicht in der Homöopathie verwendet.

Verwendung in der Chinesischen Medizin:

Lorbeerblätter werden in der Traditionellen Chinesischen Medizin mit einem warmen Temperaturverhalten und einem scharfen, leicht süßen Geschmack klassifiziert. Sie werden innerlich bei Verdauungsschwäche, Blähungen, Appetitlosigkeit sowie bei ausbleibender Menstruationsblutung und äußerlich als Öl bei rheumatischen Muskelschmerzen, Insektenstichen und Hautausschlägen verwendet. Des Weiteren wird ihnen eine den Geist beruhigende Wirkung zugeschrieben.

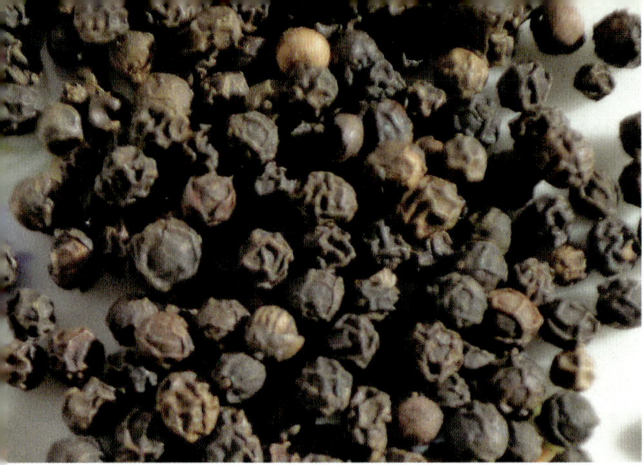

Bemerkenswertes:

Der Lorbeerbaum kann das stolze Alter von 100 Jahren erreichen. Lorbeeröl, welches aus den frischen schwarzen Früchten des Lorbeerbaums gewonnen wird und die Konsistenz einer Salbe aufweist, dient äußerlich in der Tiermedizin als Eutersalbe bei Entzündungen. Seine bakterienhemmende und durchblutungsfördernde Wirkung sind zu diesem Zweck hervorragend geeignet.

Vorsicht: Lorbeeröl kann beim Menschen zu allergischen Reaktionen auf der Haut führen. Holen Sie vor der Anwendung ärztlichen Rat ein.

Frühere Verwendung:

Schon in mittelalterlichen Medizinbüchern wird Lorbeer als Mittel für Magen-Darm-Beschwerden erwähnt. In der Küche wurde es schon zu jener Zeit bei ausschweifenden Festessen als Gewürz zur Verdauungshilfe verwendet. Er galt als Heilmittel gegen die Pest.

In der griechischen Mythologie nimmt Lorbeer einen besonderen Stellenwert ein. Der Lorbeerkranz kam bei siegreichen Athleten der Olympiade zum Einsatz. Für erfolgreiche römische Feldherren galt der Kopfschmuck als besondere Auszeichnung.

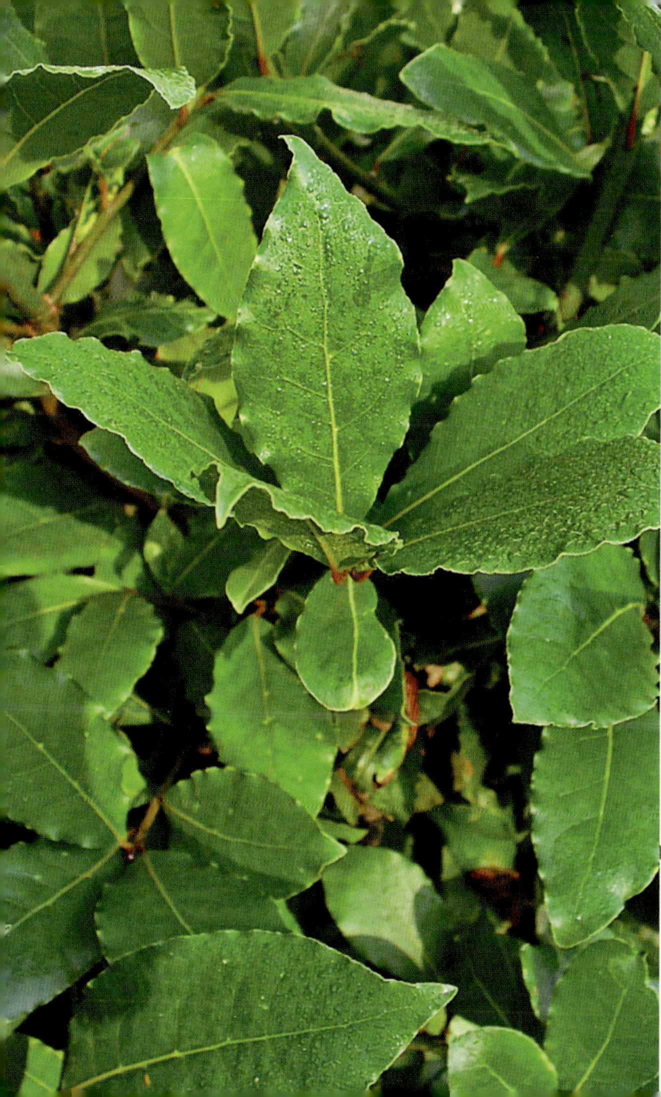

Der besondere Tipp:

Das getrocknete Lorbeerblatt durfte in Großmutters Bratensoße, Fleischbrühe oder Rotkohl zur besseren Verdauung nicht fehlen. 1–2 Blätter für ein Gericht für vier Personen genügen. Man entfernt sie aus dem Gericht vor Beendigung des Kochvorgangs wieder. Ritzt man die Blätter mit einem Messer etwas ein, entfalten sie ihr Aroma noch besser. Probieren Sie, bei einer Erkältung eine Hühnerbrühe mit 1–2 Lorbeerblättern zu kochen, abzuseihen und zu trinken.

Ein leckeres

Lorbeer-Rezept

finden Sie im Rezeptbuch, S. 31.

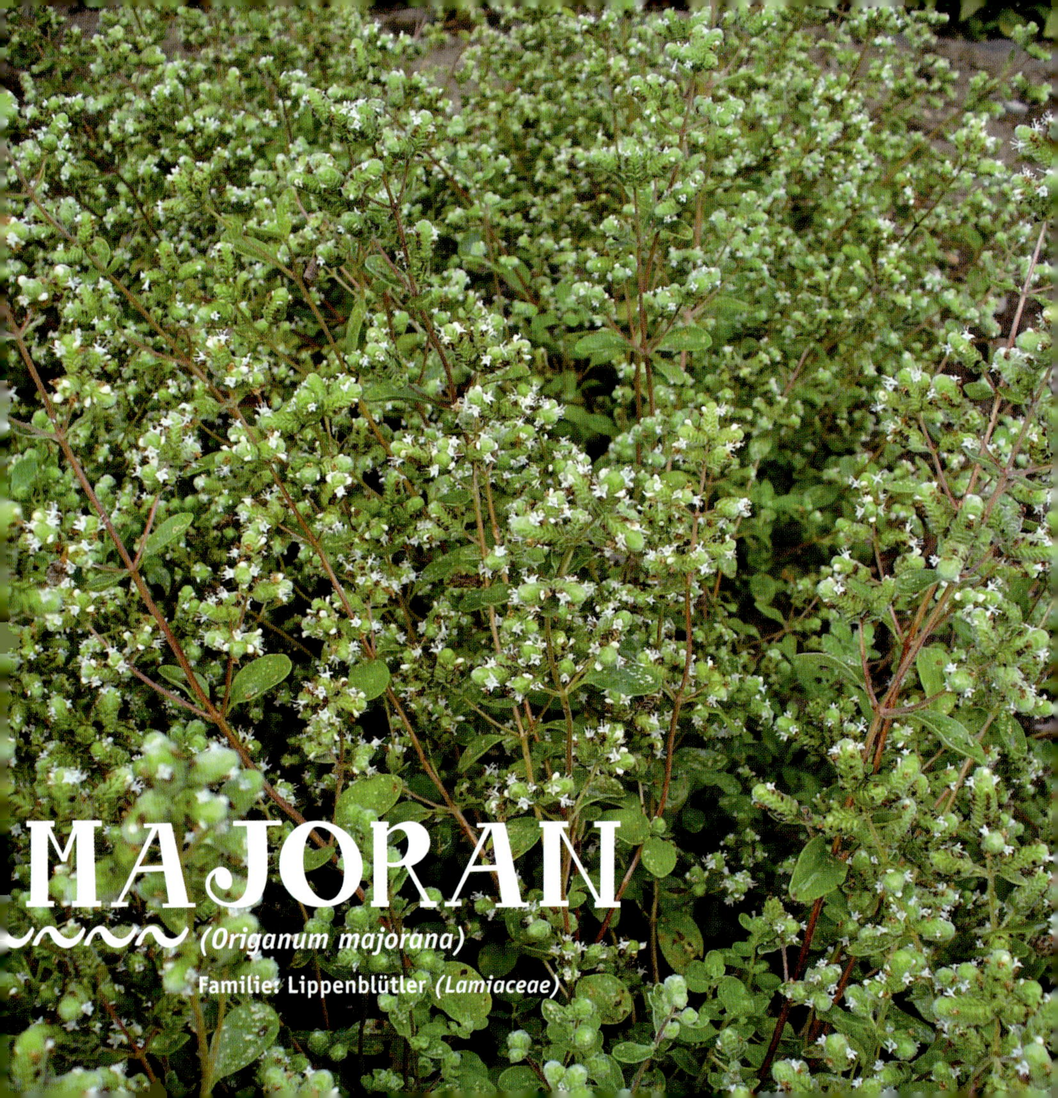

MAJORAN

(Origanum majorana)

Familie: Lippenblütler *(Lamiaceae)*

Herkunft:

Die Gewürzpflanze ist auf den Molukken (Gewürzinseln) heimisch, aber inzwischen wird sie in tropischem Meeresklima wie beispielsweise auch in Malaysia, Sri Lanka und Westindien für den Weltgewürzhandel angebaut.

Verwendung in der Volksheilkunde und als Gewürz:

Was wir „Muskatnuss" nennen, sind Samenkerne, was als „Muskatblüte" bezeichnet wird, ist der Samenmantel (Macis), der die Muskatnuss umgibt, Auch Muskatblüte kommt als eigenständiges Gewürz zum Einsatz, ist aber in den heimischen Küchen weniger bekannt als die Muskatnuss.
Das ätherische Öl der Muskatnuss wird in pflanzlichen Magenarzneimitteln verwendet. In Ölen zur äußerlichen Anwendung bei Rheumatismus oder Erkältungen spielt es auch eine Rolle. Es regt die Gallenproduktion in der Leber und den Gallenfluss an.
Vorsicht: Bei Gallengangsverschluss oder Gallensteinen nicht in großen Mengen verwenden.

Homöopathische Verwendung:

Nux moschata ist in der homöopathischen Medizin sehr bekannt für sein hervorragendes Wirkspektrum bei extremer Trockenheit der Schleimhäute, insbesondere bei Trockenheit des Mundraums. Die Einsatzsymptomatik für Muskatnuss potenziert von der D1 bis zur D6 ist, wenn die Zunge am Gaumen klebt und dennoch kein Verlangen nach Wasser besteht. Aber auch bei mangelnder Schweißsekretion, Trockenheit der Haut, der Augen, Nase, Lippen, des Rachens etc. ist dieses Arzneimittel hilfreich. Weniger bekannt ist *Nux moschata* bei Blähungen des Bauchraums, Schluckauf und heftigem Verlangen nach scharfen Gewürzen. „Lähmige Schwäche der Eingeweide" ist in alten Homöopathiebüchern als Indikation zu finden: wenn der Stuhlgang weich ist, jedoch nicht leicht entleert werden kann.

Verwendung in der Chinesischen Medizin:

Scharf, bitter, leicht salzig und leicht süß sind die vielfältigen Geschmackszuordnungen für Muskatnuss in der Traditionellen Chinesischen Medizin. Vom Temperaturverhalten her wird sie als neutral eingestuft. Sie wird harntreibend bei Ödemen eingesetzt, aber auch bei Verstopfung, depressiver Verstimmung und Frühjahrsmüdigkeit. Muskatnuss fördert die Gallensaftproduktion und daraus resultierende Verdauungsschwäche mit Blähungen. Schwäche im so genannten „Mittleren Erwärmer“, womit die chinesische Medizin vereinfacht „übersetzt“ die Verdauungsorgane des Oberbauchs bezeichnet, wird durch Muskatnuss gestärkt. Symptome wie Appetitlosigkeit, Energiemangel, Magensäuremangel, leichte Gewichtszunahme, Schilddrüsenunterfunktion, breiige Stühle, Durchfall und Fettstoffwechselstörungen können auf eine solche Schwäche hinweisen.

Bemerkenswertes:

Pierre Poivre (1719–1786) gelang es 1770 den Muskatnussbaum nach Mauritius zu schmuggeln, wodurch das Anbaumonopol der Holländer auf dieses Gewürz ausschließlich auf den Gewürzinseln durchbrochen wurde. Erst nach 15 bis 20 Jahren erreicht ein Muskatnussbaum seine volle Produktivität, die dann bis zu 80 Jahren erhalten bleibt. Pro Jahr und Baum können ca. 1.000 Früchte geerntet werden. Es ist eine traurige Seite des Muskatnusshandels, dass etwa 15.000 Menschen, fast die gesamte Bevölkerung der Banda-Inseln, im Osten Indonesiens, einem holländischen Vernichtungskrieg zum Opfer fielen. Nach Europa wurden Muskatnuss und -blüte ab dem 8. Jahrhundert eingeführt, waren aber teuer und selten zu erstehen.

Vorsicht: In größeren Mengen verzehrt kann Muskatnuss giftig sein (ab 5 g).

Frühere Verwendung:

In früheren Zeiten wurde Muskatnuss gelegentlich als Abtreibungsmittel missbraucht. Es war nur wohlhabenden Menschen zugänglich und galt wie viele andere exotische Gewürze als Statussymbol wie vergleichsweise heutzutage das Auto.

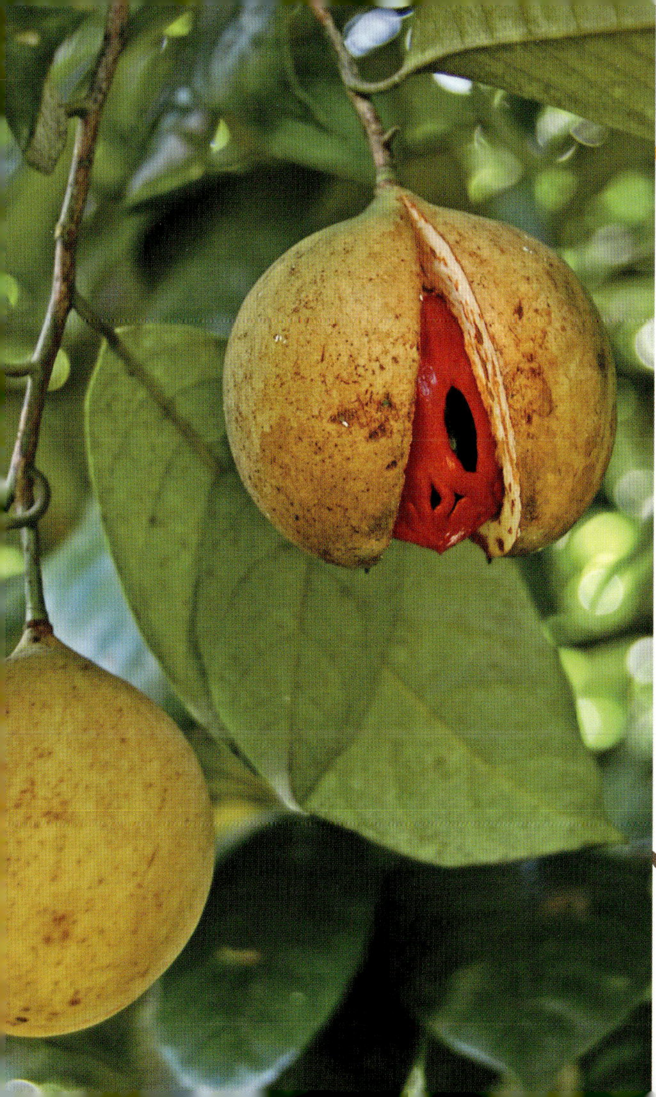

Der besondere Tipp:

Muskatnussaroma ist sehr flüchtig, wenn es mit den Speisen erhitzt wird. Deswegen ist es ratsam, die Muskatnuss erst nach dem Kochen über das bereits fertige Gericht zu reiben und dann kurz vor dem Verzehr unterzumischen.

Ein leckeres

Muskatnuss-Rezept

finden Sie im Rezeptbuch, S. 33.

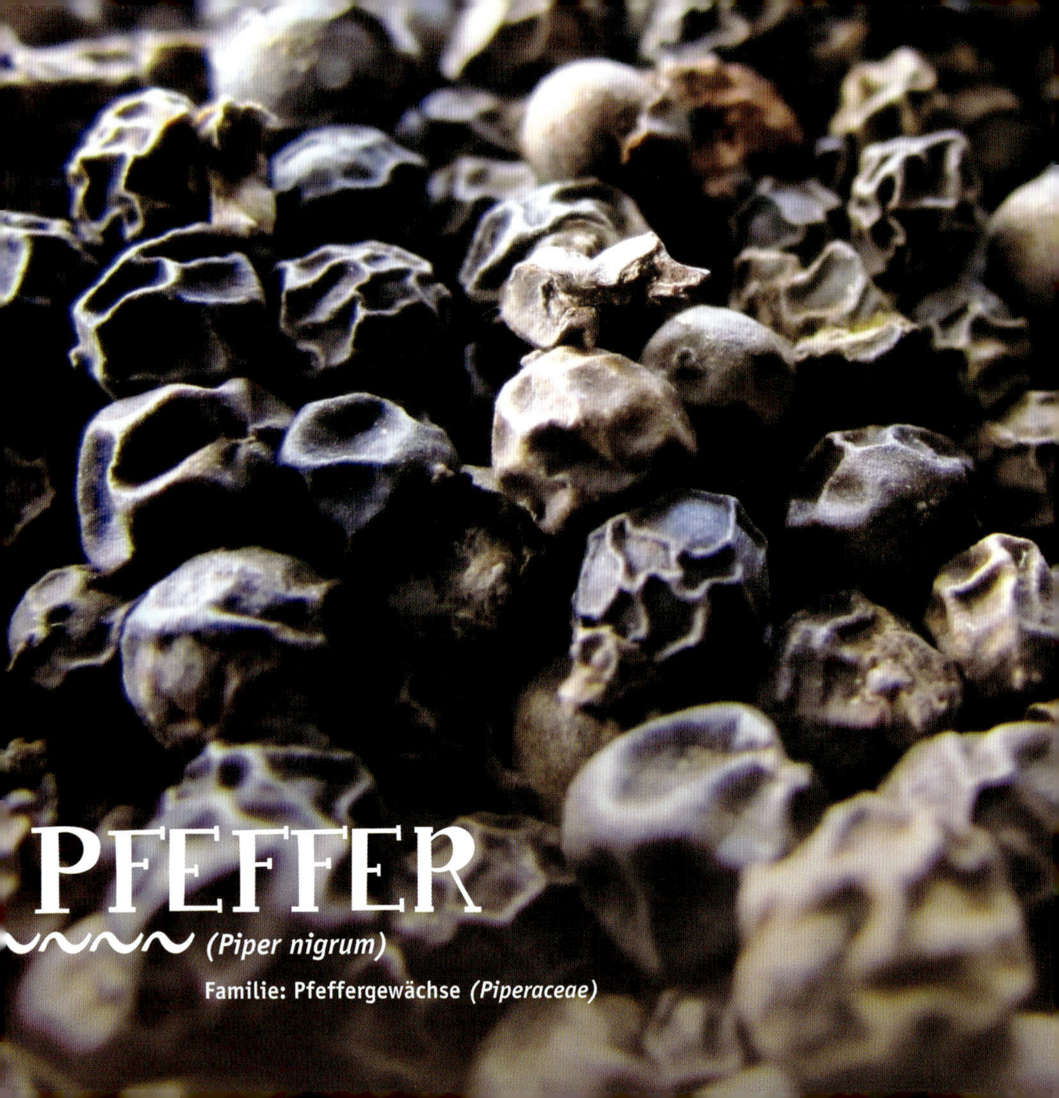

PFEFFER

(Piper nigrum)

Familie: Pfeffergewächse *(Piperaceae)*

Herkunft:

Pfeffer stammt von der Malabarküsten im Südwesten Indiens. Heute wird er vor allem in Indien, Indonesien, Malaysia, neuerdings auch Thailand und Vietnam sowie außerhalb Asiens in Madagaskar und Brasilien angebaut.

Verwendung in der Volksheilkunde und als Gewürz:

In der Volksheilkunde werde dem Pfeffer stoffwechsel- und verdauungsfördernde Eigenschaften zugeschrieben. Er regt die Magensaftproduktion und den Speichelfluss an. Seine appetitanregende und blähungshemmende Wirkung wird geschätzt. Zudem ist seine bakterienhemmende und erkältungslindernde Wirkung bekannt. Auch bei Fieber wurde er früher als Abkochung (in Wasser gekocht und dann abgeseiht) mit Zucker eingesetzt, was jedoch heute nicht mehr empfohlen wird. Bei Erkältungen kann man nach Abklärung durch eine Ärztin/einen Arzt Pfeffer-Milch anwenden.

Pfeffer-Milch:

Je nach Geschmack und Sorte ein wenig Pfeffer mit 1–2 TL Honig und 150 ml Milch aufkochen. 2–3 Tassen pro Tag trinken.

Als Arznei wurde er von Hildegard von Bingen für Magenschmerzen, Koliken, Appetitlosigkeit, Gicht und Impotenz erwähnt. Für Mönche gab es aus letzterem Grund teilweise Beschränkungen für Pfeffer.

Als Gewürz ist Pfeffer inzwischen auf der ganzen Welt bekannt und beliebt. Schwarzer, grüner, roter und weißer Pfeffer stammen von derselben Pflanze. Zur Herstellung von schwarzem Pfeffer werden die unreifen Beeren der tropischen Kletterpflanze geerntet und in der Sonne getrocknet. Um weißen Pfeffer zu bekommen, legt man die reifen Pfefferbeeren nach der Ernte in Wasser ein, so kann man die Schalen entfernen und anschließend trocknen. Grünen oder roten Pfeffer erhält man, indem man die unreifen Beeren (grün oder rot werden sie je nach Reifungsgrad) in Salzlake oder Essig einlegt bzw. einem Gefriertrocknungsprozess unterzieht.

Vorsicht: Rosa Pfeffer ist botanisch nicht mit o.g. Pfeffer verwandt. Die Beeren des peruanischen Pfefferbaums werden als Pfefferersatz verkauft und schmecken eher aromatisch als scharf. Einige Namen von Gewürzen enthalten das Wort „Pfeffer", sind jedoch nicht mit dem hier beschriebenen echten Pfeffer verwandt, wie Szechuan-, Nelken-, Cayennepfeffer.

Homöopathische Verwendung:

Beschwerden von „Brennen und Druck“ an verschiedensten Stellen des Körpers, z.B. solch geartete Kopf-, Hals-, Magen-, Brust-, und Blasenschmerzen, sind eine Indikation für Pfeffer in der Homöopathie. In der Potenz D 1 – D 6 1 – 3 Mal täglich 5 Globuli kann Pfeffer homöopathisch eingenommen werden. Katarrhalische Reizungen von Augen, Nase, Mund und Rachen, der Mandeln, des Magens, der Harnröhre, des Darms usw. mit Brennen, Trockenheit und unlöschbarem Durst können mit homöopathisch aufbereitetem Pfeffer gelindert werden. Bei starkem Milchfluss stillender Frauen, Magenbeschwerden mit Völlegefühl, Krämpfen und Auftreibung ist *Piper nigrum* ebenfalls hilfreich.

Verwendung in der Chinesischen Medizin:

Schwarzer Pfeffer wird heiß von der Temperatur her und scharf vom Geschmack her klassifiziert. Er wird nahezu für dieselben Symptome wie in der europäischen Volksheilkunde eingesetzt: bei Magenschmerzen, Verdauungsstörungen, bzw. -schwäche und Halsentzündungen sowie bei Durchblutungsstörungen.

Bemerkenswertes:

Die „pfeffrige“ Rechnung erklärt sich durch die früher extrem hohen Preise für das begehrte Gewürz. Gewürze wie Pfeffer hatten auch eine religiöse Bedeutung. Durch das Handelsmonopol Venedigs und Alexandrias auf Pfeffer wusste niemand, wo er genau herkam, jedoch war bekannt, dass er aus dem Osten stammte, der Himmelsrichtung des Garten Eden. Die paradiesischen Düfte der Gewürze bestätigten dies nur noch, und es rankten sich einige Geschichten um Orte, wo solche Gewürze wuchsen. Heutzutage ist Pfeffer zusammen mit Salz das weltweit am meisten benutzte Gewürz.

Frühere Verwendung:

Nahrungsmittel wurden in der mittelalterlichen Medizin als Ursache für viele Erkrankungen verantwortlich gemacht. Pfeffer wirkt konservierend und verbessert die Haltbarkeit von Fleischkonserven, was ihn neben der Geschmacksverbesserung in früheren Zeiten sehr begehrt mach-

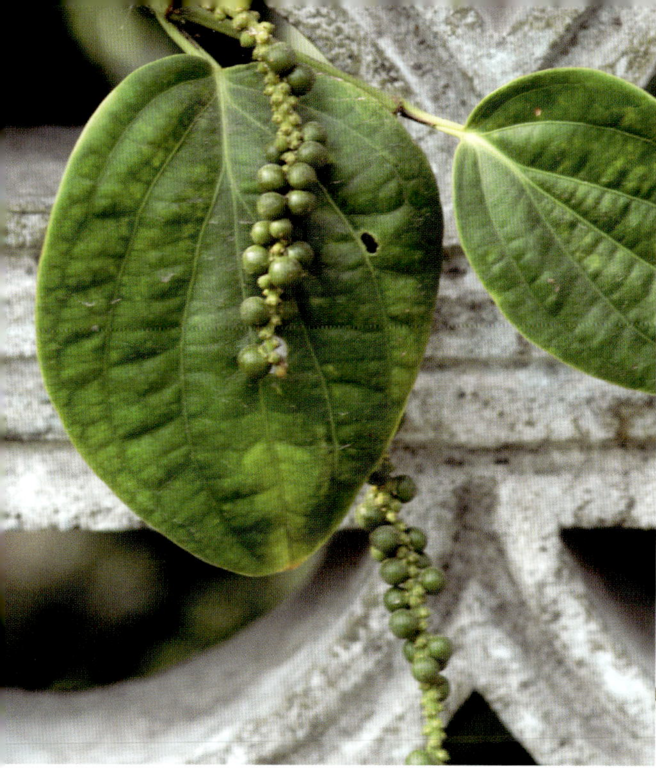

Der besondere Tipp:

Benutzen Sie Pfeffer auch für Süßspeisen, wie beispielsweise in Erdbeersorbet, Obstsalaten oder über frische Erdbeeren bzw. Honigmelone. Schwarzer Pfeffer schmeckt am schärfsten, grüner dagegen am mildesten. In Früchtebrot, Pfeffernüssen und Lebkuchen ist uns sein Geschmack wohlbekannt. Die Anschaffung einer Pfeffermühle lohnt sich. Frisch gemahlener Pfeffer hat gegenüber bereits gemahlenem Pfeffer einen unvergleichlich intensiveren Geschmack.

Ein leckeres

Pfeffer-Rezept

finden Sie im Rezeptbuch, S. 35.

te. Gewürze waren im Mittelalter noch Statussymbole, da sie schwierig zu erlangen und auch sehr teuer waren. Die horrenden Preise veranlassten einige Länder, Erkundungsfahrten auf den Weltmeeren zu unternehmen, um in die Ursprungsländer der Gewürze zu kommen. Dies hatte zur Folge, dass neue Seewege erschlossen werden mussten. So entdeckte Kolumbus auf der Suche nach Pfeffer Amerika.

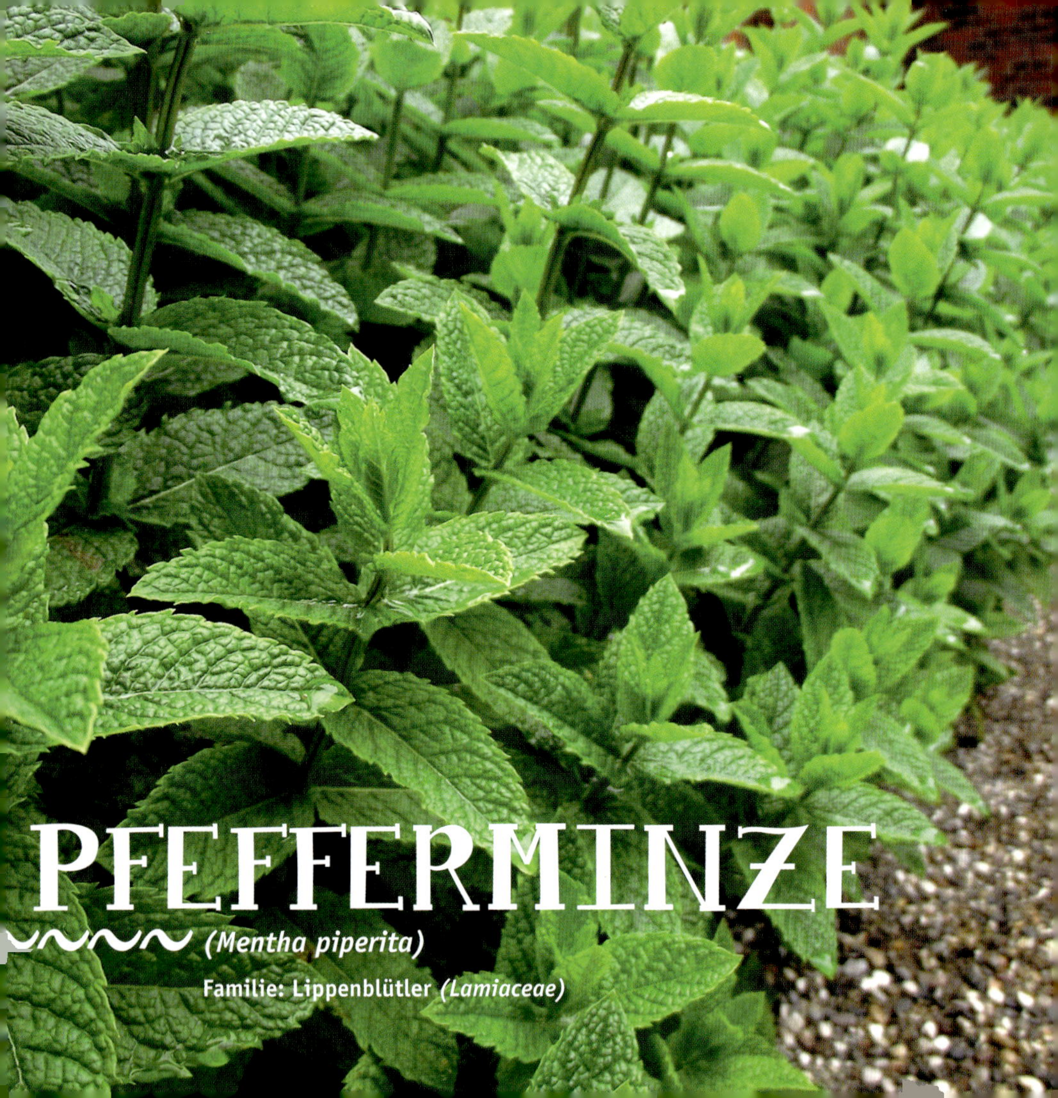

PFEFFERMINZE

(Mentha piperita)

Familie: Lippenblütler ***(Lamiaceae)***

Herkunft:

In Großbritannien, in der englischen Stadt Mitcham, wurde die Pfefferminze als natürliche Kreuzung aus Wasserminze und Grüner Minze entdeckt. Andere Minzen, es sind botanisch fast 600 Arten bekannt, sind jedoch in Asien und im übrigen Europa heimisch.

Verwendung in der Volksheilkunde und als Gewürz:

Als Magenmittel ist die Pfefferminze in der Volksheilkunde seit Langem bekannt. Egal ob nur Brechreiz oder eine echte Magenverstimmung mit Erbrechen, ein warm getrunkener Pfefferminz-Tee alleine kann schon genug Linderung verschaffen. Eine gute Kombination bei Magen-Darm-Infekten ist die hälftige Mischung mit Kamille. Pfefferminzblätter sind sehr vielen Magen-Darm-, Leber- und Galleteemischungen wegen des guten Aromas und ihrer Heilwirkung beigemischt.

Das ätherische Öl, „Pfefferminztropfen", auch als „Japanisches Heilpflanzenöl" bekannt, ist in jeder Apotheke erhältlich. 10 – 15 Tropfen davon in etwas Wasser eingenommen wirken ähnlich gut wie Tee, sind aber für unterwegs praktischer anzuwenden. Pfefferminzöl kann, auf die Schläfen äußerlich eingerieben, bei Kopfschmerzen durch seine kühlende Wirkung helfen. Als Küchengewürz gibt Pfefferminze den Speisen nicht nur ihr sehr gutes Aroma, sondern macht sie auch durch ihre galletreibende und verdauungsfördernde Wirkung bekömmlicher.

In Süßspeisen, Bonbons und Konfekt sowie in Saucen, Couscous-, Bulgur- und Fleischgerichten findet man Pfefferminze. Im Iran mischt man Pfefferminze gerne in Reisgerichte und in Indien spielt die Pfefferminze in Joghurtsaucen eine Rolle.

Pfefferminz-Tee:

1 EL klein geschnittene frische Pfefferminzblätter mit 250 ml kochendem Wasser übergießen und ca. 10 Minuten ausziehen lassen. Ein Dauergebrauch dieses Tees ist nicht empfehlenswert.

Homöopathische Verwendung:

Mentha piperita in den Potenzen D 1 bis C 30 (Häufigkeit der Einnahme je nach Beschwerden – bitte holen Sie vor der Anwendung ärztlichen Rat ein) hat eine Wirkung auf die Atemwege, die Haut und den Magen. Es wird in der Homöopathie eingesetzt bei trockenem Husten, welcher durch Einziehen von Luft in den Kehlkopf sowie durch Tabakrauch, Nebel oder Sprechen schlimmer wird. Pfefferminze wird auch innerlich verwendet, wenn sich ein Kratzer an der Haut entzündet und zur Unterstützung bei Gürtelrose. Des Weiteren kann Pfefferminze in homöopathischer Aufbereitung bei durch Gase aufgetriebenem Bauch helfen.

Verwendung in der Chinesischen Medizin:

Pfefferminze wird eine kühlende Temperatureigenschaft zugeschrieben und ein aromatischer, scharfer Geschmack. Bei fieberhaften Infekten mit Entzündungen wie Mandel- oder Mittelohrentzündung oder Bronchitis mit gelbem oder grünlichem Auswurf ist Pfefferminze als Tee ideal geeignet, um den Körper zu kühlen. Die Schärfe wirkt auf das Immunsystem aktivierend. Seine Hitze ausscheidenden Eigenschaften kann man sich bei Mundgeruch, Zahnfleisch- oder Mundschleimhautentzündungen zu Nutze machen. Auch bei Sodbrennen oder Aufstoßen bzw. Übelkeit kann ein Pfefferminztee hilfreich sein. Krampflösend wird er bei Galleproblemen und Unterleibskrämpfen während der Menstruation angewendet.
Vorsicht: Nicht in der Schwangerschaft oder bei akuter Gallenblasenentzündung bzw. Gallengangverschluss oder schweren Leberschäden anwenden.

Bemerkenswertes:

England ist das Land der Pfefferminze schlechthin! Ob die Engländer wussten, dass ihr Lammbraten aus Sicht der Traditionellen Chinesischen Ernährungslehre von den Temperatureigenschaften her warm bis heiß ist und sie wohl deswegen die kühlende Pfefferminzsoße zum Ausgleich dazu gebrauchten?

Frühere Verwendung:

Minzeöl wird schon seit Tausenden von Jahren in China und Japan äußerlich aufgetragen zur Linderung bei Kopfschmerzen verwendet. Um abgestandenes Wasser trinkbar zu machen, nahmen Seeleute Minze auf ihren Fahrten mit. Minzekränze fand man in Pharaonengräbern. Als Grabbeigaben dienten sie den Verstorbenen gegen Durst und Infektionen. Bei den Ägyptern war Minze-Tee sehr beliebt. Vermutlich spürten sie dessen kühlende Wirkung (siehe Chinesische Medizin).

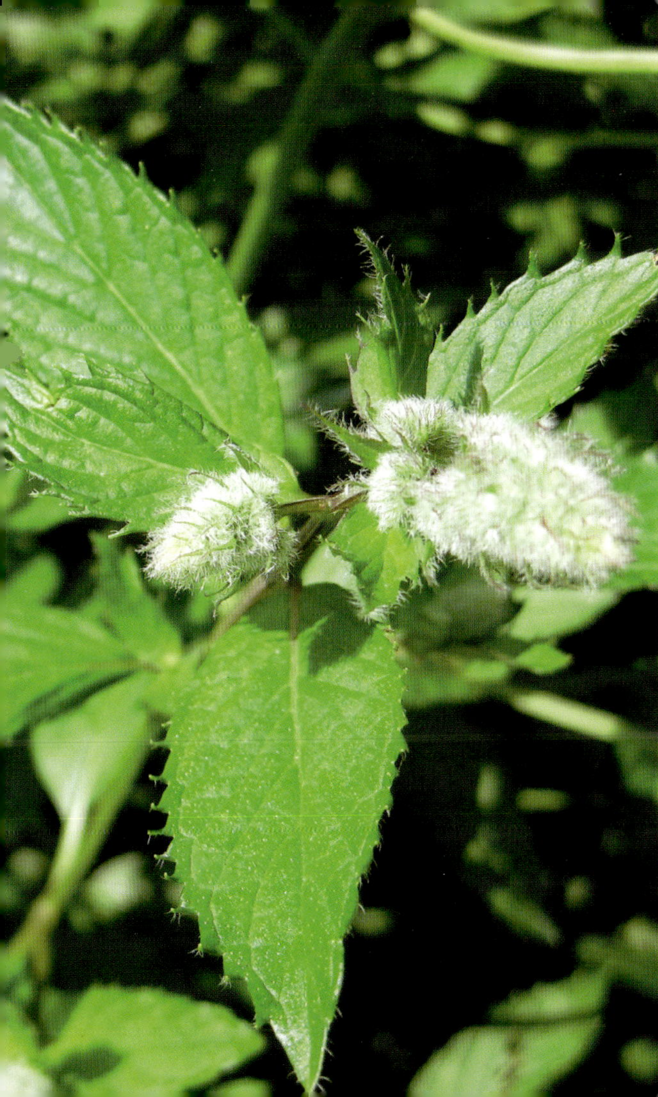

Der besondere Tipp:

Es gibt unglaublich viele verschiedene Minzearten zu kaufen. Diese lassen sich leicht auch auf jedem Balkon in einem Topf ziehen. Falls Sie keine Pfefferminze mögen, probieren Sie doch einmal eine Schokoloden-, Apfel- oder Orangenminze. Pflücken Sie die Blätter vor der Blüte und trocknen Sie sie bei Temperaturen unter 35 °C. In einem trockenen Gefäß aufbewahrt, können Sie den ganzen Winter über Ihren eigenen Pfefferminz-Tee bei Infekten einsetzen.

Ein leckeres

Pfefferminz-Rezept

finden Sie im Rezeptbuch, S. 36.

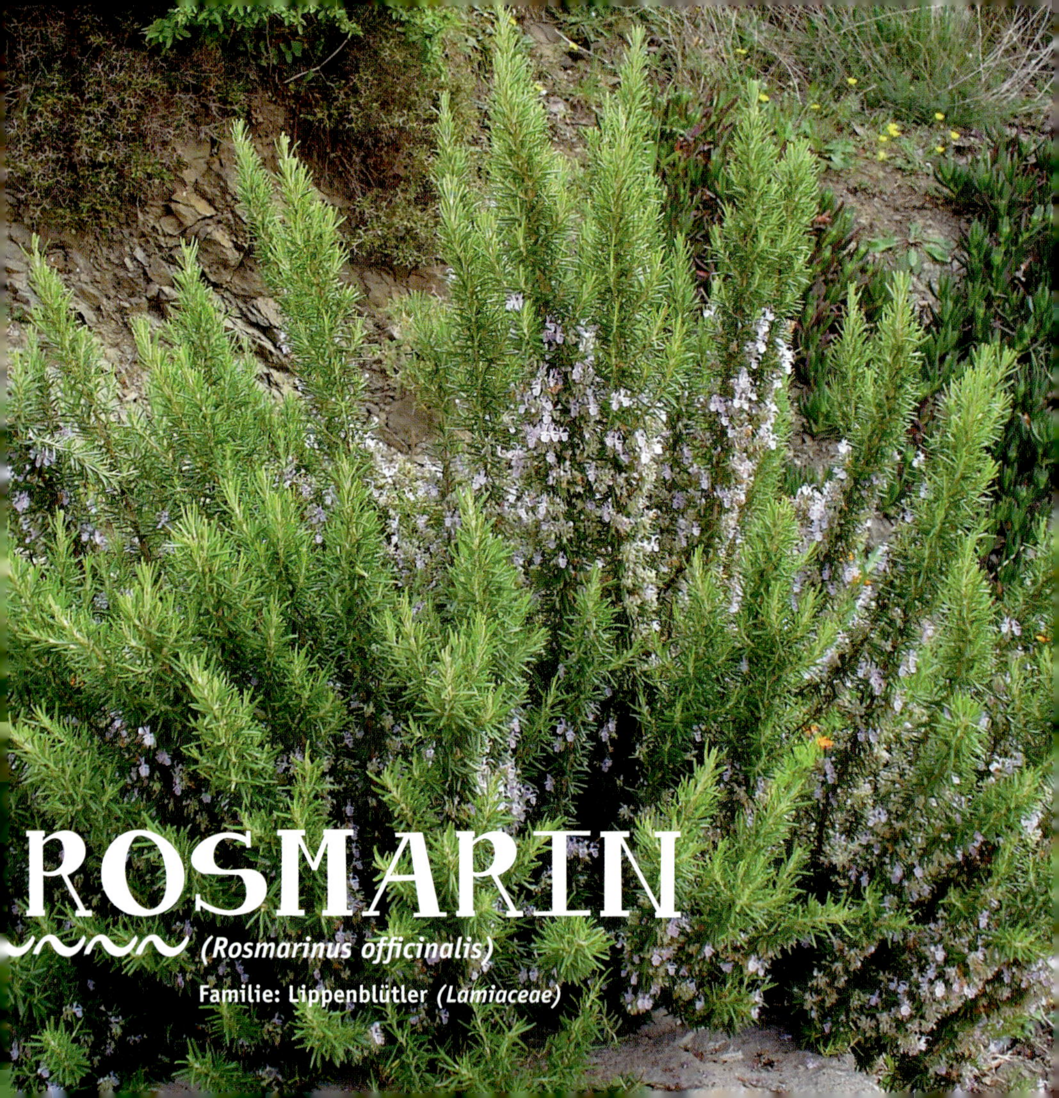

ROSMARIN

(Rosmarinus officinalis)

Familie: Lippenblütler *(Lamiaceae)*

Herkunft:

Obwohl Rosmarin die Sonne liebt, haben sich im letzten Jahrhundert frostharte Sorten kultivieren lassen. Aufgrund dessen konnte der Rosmarin, dessen ursprüngliche Heimat die Mittelmeerregion ist, sich nach Mittel- und Westeuropa ausbreiten.

Verwendung in der Volksheilkunde und als Gewürz:

Rosmarin ist in unseren Gärten als anspruchslos wachsendes Grill- und Bratgewürz hinreichend bekannt. Er wirkt bakterien- und pilzhemmend, kreislauf- und stoffwechselanregend und durchblutungsfördernd. Zudem wirkt er verdauungsfördernd und wird gerne bei leichten Magen-Darm- und Galleflussstörungen zum Beispiel als Tee eingesetzt.

Rosmarin-Tee:

1 TL Rosmarinblätter (2 g) mit 1 Tasse heißem Wasser übergießen und nach 15 Minuten abseihen.

Rosmarin-Bad:

50 g Rosmarinblätter mit 1 l Wasser aufkochen, 15 Minuten ziehen lassen, dann abgeseiht die Flüssigkeit dem Badewasser zusetzen. Dieses Bad wirkt kreislaufanregend und belebend.

Rosmarin-Öl:

Wird in der Aromatherapie zur Steigerung des Blutdrucks eingesetzt und fördert die Konzentrationsfähigkeit.

Homöopathische Verwendung:

Rosmarin wird in der Homöopathie bislang nicht verwendet.

Verwendung in der Chinesischen Medizin:

Als aromatisch, bitter und scharf wird Rosmarin vom Geschmack her klassifiziert. Seine Temperaturzuordnung ist natürlich warm. Aus diesem Grund tonisiert er die Lebensenergie bei niederem Blutdruck, kalten Gliedern, Herzschwäche, Müdigkeit, Abgeschlagenheit, depressiven Tendenzen, Impotenz, Gedächtnisschwäche und Konzentrationsstörungen sowie allgemeinem Energiemangel. Hilfreich ist er auch bei nervlich bedingter Verdauungsschwäche, Darm- und Magenkrämpfen und schmerzhafter Menstruationsblutung. Äußerlich kann er bei schwachem Haarwuchs oder Haarausfall eingesetzt werde. Deswegen wird er auch Shampoos zugesetzt.

Bemerkenswertes:

Seit mehr als 3.000 Jahren wird Rosmarin als Arznei- und Gewürzpflanze verwendet. In Griechenland war er der Göttin Aphrodite geweiht.

Frühere Verwendung:

Um 1540 wurde ein Destillat aus Rosmarinblüten als Duft- und Heilwasser mit dem Namen „Wasser der Königin von Ungarn“ entwickelt. Um diese Zeit wurde die schöne Isabella Königin von Ungarn. Dieses „Wasser“ soll ihr im Alter bei Gicht und Lähmungen geholfen haben.

Rosmarinkränze wurden im alten Griechenland von griechischen Schülern zur Förderung der Konzentration und Denkfähigkeit getragen. Rosmarin war bei den Römern, Griechen und Ägyptern ein heiliges Kraut. Um Krankenzimmer zu reinigen, wurde er verbrannt. Wenn er in ein Säckchen gebunden um den Hals getragen wurde, sollte er eine Ansteckung mit Pest verhindern.

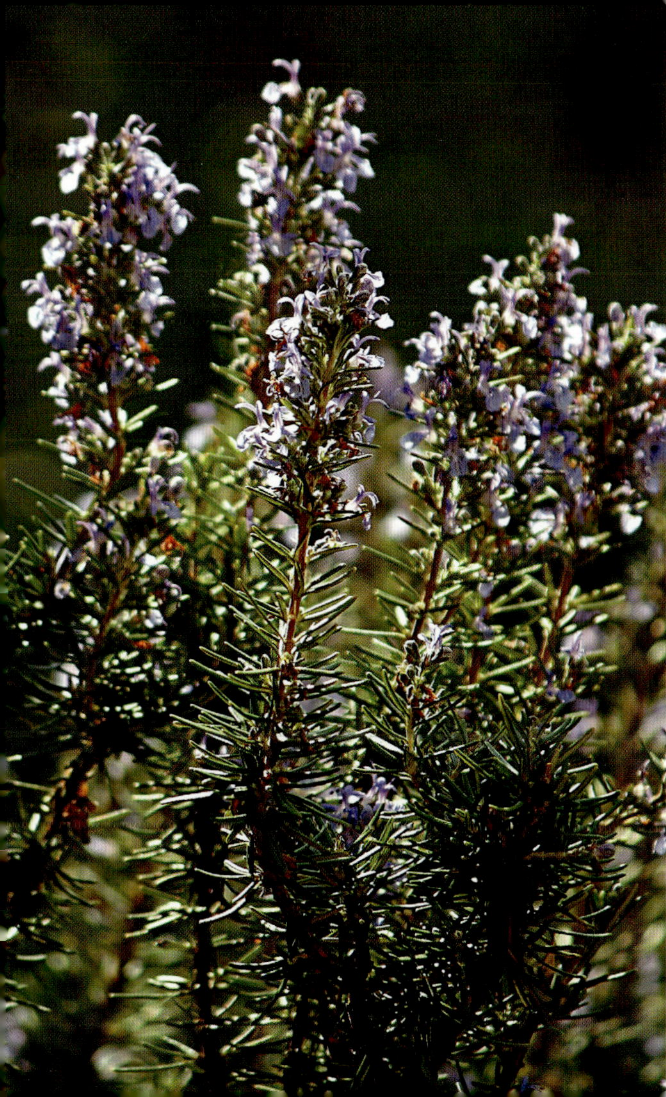

Der besondere Tipp:

Rosmarin und Thymian lassen sich in Töpfen kultivieren. Schneiden Sie frische, zarte Zweigchen Rosmarin und Thymian ab (am besten die obersten Triebe), binden Sie sie mit einem Leinen- oder Baumwollbindfaden zusammen. Schmoren Sie das frische Kräutersträußchen, welches sein Aroma erst beim Kochen entwickelt, von Anfang an in Ihrer Bratensoße zusammen mit einem Schuss Rotwein mit. Vor dem Bratenverzehr kann es so leicht herausgenommen werden. Der Geschmack der Soße ist köstlich.

Rosmarin ist übrigens das wichtigste Gewürz der „Kräuter der Provence"-Mischung.

Ein leckeres

Rosmarin-Rezept

finden Sie im Rezeptbuch, S. 37.

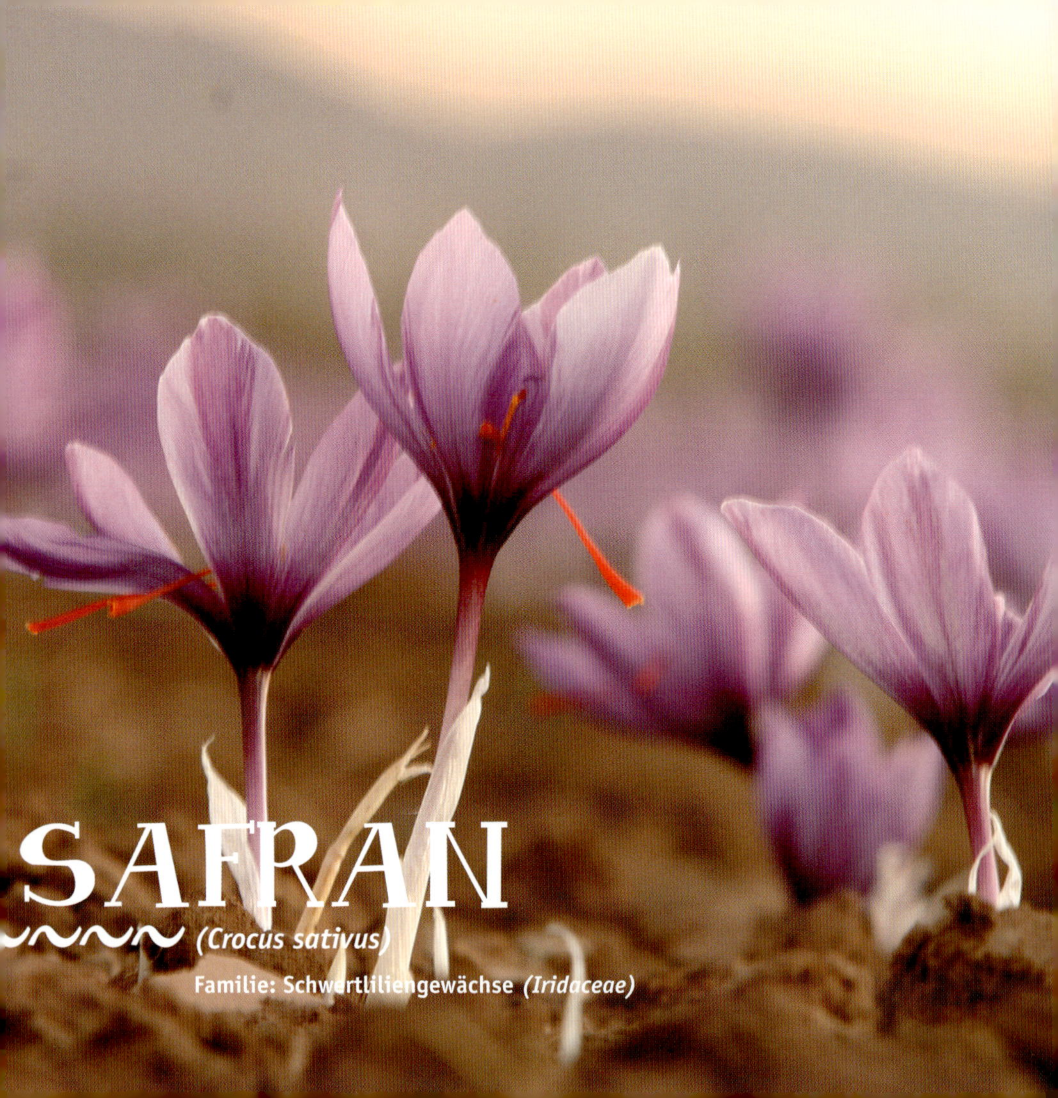

SAFRAN

(Crocus sativus)

Familie: Schwertliliengewächse *(Iridaceae)*

Herkunft:

Im östlichen Mittelmeergebiet ist Safrankrokus ursprünglich beheimatet. Heute wird er im Iran, Irak, Indien und ganzen Mittelmeerraum, insbesondere in Spanien und Griechenland angebaut.

Verwendung in der Volksheilkunde und als Gewürz:

Zur Wirkungsverstärkung von Opiumtinkturen wurde Safran zugesetzt, auch bei Hysterie setzte man früher in der Volksheilkunde „Tinctura croci", also Safran-Tinktur, ein. Safran ist bekannt als gebärmutterstärkendes Mittel und als Sedativum (Beruhigungsmittel). Harntreibende und entzündungshemmende Eigenschaften werden Safran ebenfalls zugeschrieben. Als Aphrodisiakum ist er sowohl im Osten als auch im Westen bekannt.

Vorsicht: Safran sollte nicht in der Schwangerschaft (es kann bei hohen Dosen zu einer Fehlgeburt kommen) oder bei Verschluss der Gallenwege angewandt werden.

Homöopathische Verwendung:

In Potenzen D 3 bis D 6 wird *Crocus sativus* in der homöopathischen Medizin bei verlängerten Monatsblutungen eingesetzt sowie bei Nasenbluten. Die Beschaffenheit des heraustretenden Blutes ist dunkel und klumpig bzw. fadenziehend. Des Weiteren kommt *Crocus sativus* bei Spasmen und Krämpfen der glatten Muskulatur und bei plötzlichem Wechsel von Heiterkeit zu Melancholie und Zornesausbrüchen zum Einsatz.

Verwendung in der Chinesischen Medizin:

Ein neutrales Temperaturverhalten sowie ein bitterer, scharfer und süßer Geschmack wird Safran in der Traditionellen Chinesischen Medizin zugeschrieben. Auch hier kommt er bei Menstruationsbeschwerden mit Krämpfen zur Anwendung sowie bei Wechseljahrbeschwerden, Entzündungen, Fieber, rheumatischen Beschwerden, aber auch bei Durchfall und Blutmangel, Unfruchtbarkeit sowie Depressionen.

Bemerkenswertes:

Safran ist das teuerste Gewürz der Welt. Das erklärt sich dadurch, dass seine Gewinnung nur in Handarbeit erfolgen kann. Die Blüten müssen einzeln gezupft werden, um den orangeroten Narbenschenkel herauszulösen. Anschließend erfolgt eine schonende Trocknung. Für die Gewinnung von 1 kg Safran werden 100.000 bis 300.000 trockene Narben benötigt. Es genügt eine Messerspitze Safran, um Gerichten wie Saucen, Suppen und Reisgerichten oder Backwaren die herrliche gelbe Farbe und den typischen Geschmack zu bescheren.

Frühere Verwendung:

Als Färbemittel von Textilien wurde Safran schon in der Antike verwendet. Für die Kochkunst ist Safran unerlässlich. Denken wir nur an die französische Fischsuppe Bouillabaisse, an die spanische Paella oder italienischen Risotto milanese. Hierzulande kennt nahezu jeder den Satz aus dem bekannten Kinderlied: „Safran macht den Kuchen gel". Er diente in den Anbauländern als Aufbaumittel für die Gebärmutter nach Geburten.

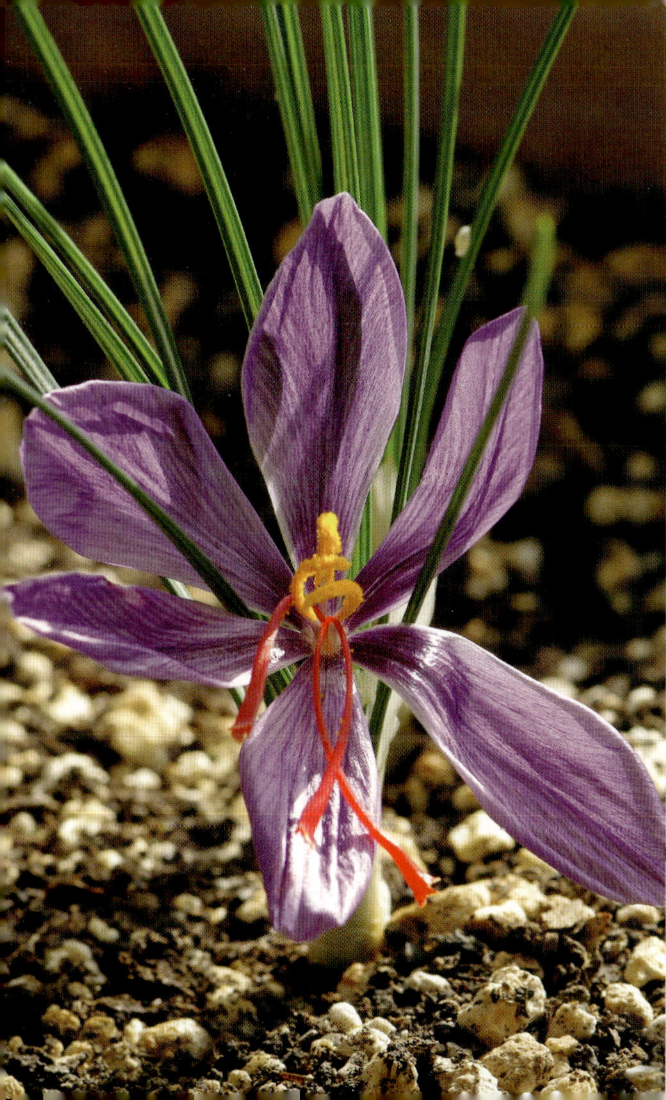

Der besondere Tipp:

Safranfäden sollten vor der Verwendung in warmem Wasser oder warmen Flüssigkeiten wie Milch, Brühe oder Zitronensaft eingelegt werden, damit sich seine Farbstoffe entfalten können. Gemahlenen Safran sollte man nicht kaufen, da das Fälschungsrisiko durch Vermischung mit Curcuma zu groß ist.

Ein leckeres

Safran-Rezept

finden Sie im Rezeptbuch, S. 39.

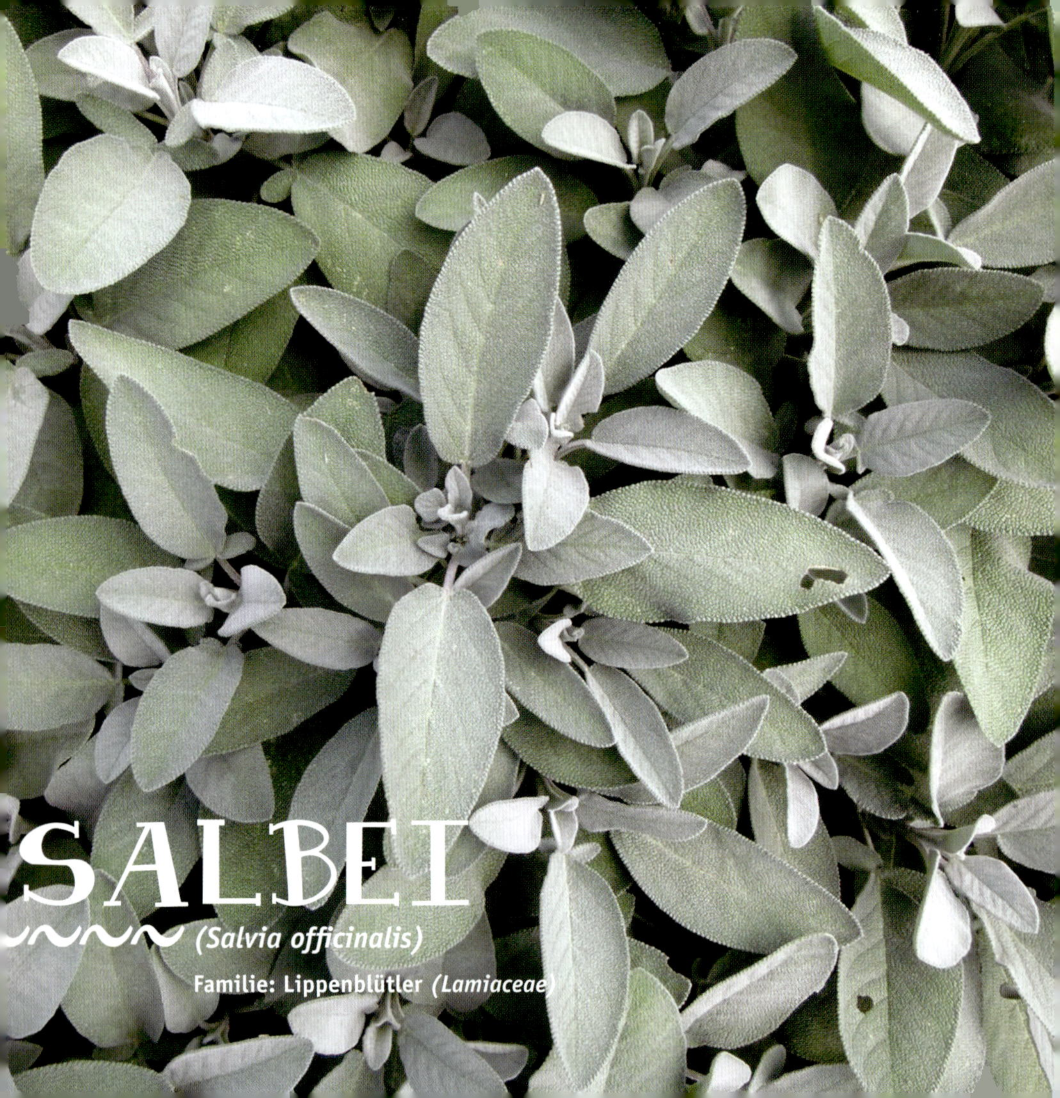

SALBEI

(Salvia officinalis)

Familie: Lippenblütler *(Lamiaceae)*

Herkunft:

Der offizielle Salbei ist im Mittelmeergebiet beheimatet. Die besten Sorten wachsen an der dalmatinischen Küste.

Verwendung in der Volksheilkunde und als Gewürz:

Der hierzulande wachsende Wiesensalbei kann arzneilich wegen des geringen Gehalts an ätherischen Ölen nicht verwendet werden. Salbei hat sich sowohl als Gewürz als auch als Arzneipflanze einen Namen gemacht. Die Stauden wachsen sehr gut in unseren Gärten. Die Blätter sollte man vor der Blütezeit ernten und trocknen.

Die Wirkung der Verdauungsförderung macht man sich auch als Gewürz zu Nutze. In der Küche werden die frischen Salbeiblätter fein gehackt und verlängern die Haltbarkeit von Speisen wie Fisch, Lamm, Wurst und Leber, aber auch Eintöpfe und Suppen. Sein Aroma passt übrigens hervorragend zu Kalbfleisch und wird in Deutschland zur gebratenen Kalbsleber verwendet. In Italien benötigen Gerichte wie beispielsweise Saltimbocca, gebratene Kalbschnitzel mit luftgetrocknetem Schinken und Salbeiblatt mit Wein abgelöscht, unbedingt Salbei. Er passt gut zusammen mit Thymian und Rosmarin zu allen Fleischgerichten. Braten Sie Salbeiblätter in Butter, zusammen mit Knoblauch, und geben Sie diese über Ihre Pasta - einfach, aber sehr schmackhaft. Zum Grillen können Sie Salbeibutter selbst herstellen, indem Sie weiche Butter mit fein geschnittenen, jungen Salbeiblättern mischen und dann auf das Fleisch geben.

Salbei-Tee:

1 TL Salbeiblätter mit 250 ml kochendem Wasser übergießen und nach 10 Minuten abseihen. Salbei-Tee kann getrunken werden oder zum Gurgeln bei Entzündungen im Mundraum verwendet werden. Bei Zahnfleischentzündungen, zur günstigen Beeinflussung von vermehrter Schweißproduktion und bei Magen-Darm-Beschwerden ist Salbei-Tee hilfreich.

Vorsicht: Nicht in der Schwangerschaft trinken.

Homöopathische Verwendung:

Salvia officinalis D2 zur Schweißhemmung, beispielsweise bei Hitzewallungen in den Wechseljahren, mehrmals täglich 5 Tropfen. Auch bei geschwächtem Kreislauf mit kalten Extremitäten und Erschöpfung durch Schwitzen kann Salbei in der Homöopathie eingesetzt werden.

Verwendung in der Chinesischen Medizin:

Hier wird Salbei, dessen Temperaturverhalten als neutral eingestuft wird, wie in der westlichen Volksmedizin bei Hals- und Mundraumentzündungen jeder Art eingesetzt. Er wirkt adstringierend (zusammenziehend), das heißt, immer wenn Körperflüssigkeiten verloren gehen, wie beispielsweise bei übermäßigem Schwitzen, übermäßigem Muttermilchfluss, Durchfall, Ausfluss, hält er die Säfte im Körper zurück.

Insofern kann er durch die schweißlindernde Wirkung bei Hitzewallungen in den Wechseljahren eingesetzt werden, jedoch auch bei Schilddrüsenüberfunktion, Unruhe und Nervosität. Durch seine Fähigkeit, außer Wind-Hitze, welche sich durch Entzündungen zeigt, des Weiteren ebenso Wind-Kälte aus dem Körper zu entfernen, kann Salbei bei Erkältungen mit Frösteln, Schnupfen, Nasennebenhöhlenentzündungen und Bronchitis mit weißem, wässrigem Schleim sehr gut in Form von Tee verabreicht werden.

Bemerkenswertes:

Es gibt Hunderte verschiedener Salbeiarten, wie beispielsweise Ananassalbei, Pfirsichsalbei, Fruchtsalbei, Muskatellersalbei und auch den Heiligen Salbei, der als Opferkraut bei den Indianern diente.

Frühere Verwendung:

Schon die Römer schätzten die oben beschriebenen Heilkräfte des Salbei. Sein botanischer Name *„Salvia officinale"*, welcher vom lateinischen Wort „salvare", „retten", stammt, weißt auf seine starke Heilwirkung hin. Im Mittelalter wurde er dann ein Küchengewürz, galt jedoch als ein Heilmittel bei Erkältungen, Verstopfung und gegen die Cholera. Salbeiblätter wurden, um den Zeigefinger gewickelt, zur Massage des Zahnfleischs, zur Zahnreinigung und Erfrischung des Atems verwendet, bevor man die Zahnpasta kannte.

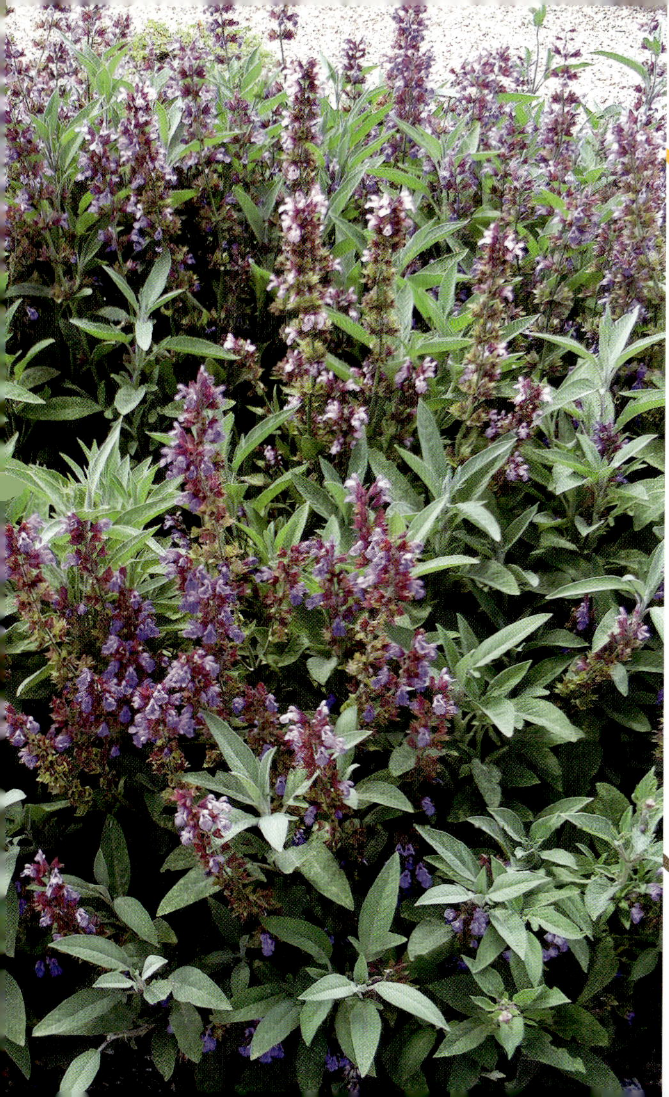

Der besondere Tipp:

Um nahezu frische Salbeiblätter auch im Winter zur Verfügung zu haben, legt man sie zwischen geöltes Pergamentpapier einzeln nebeneinander und dann sorgfältig in einer Tiefkühltüte verpackt, in den Gefrierschrank.

Ein leckeres

Salbei-Rezept

finden Sie im Rezeptbuch, S. 41.

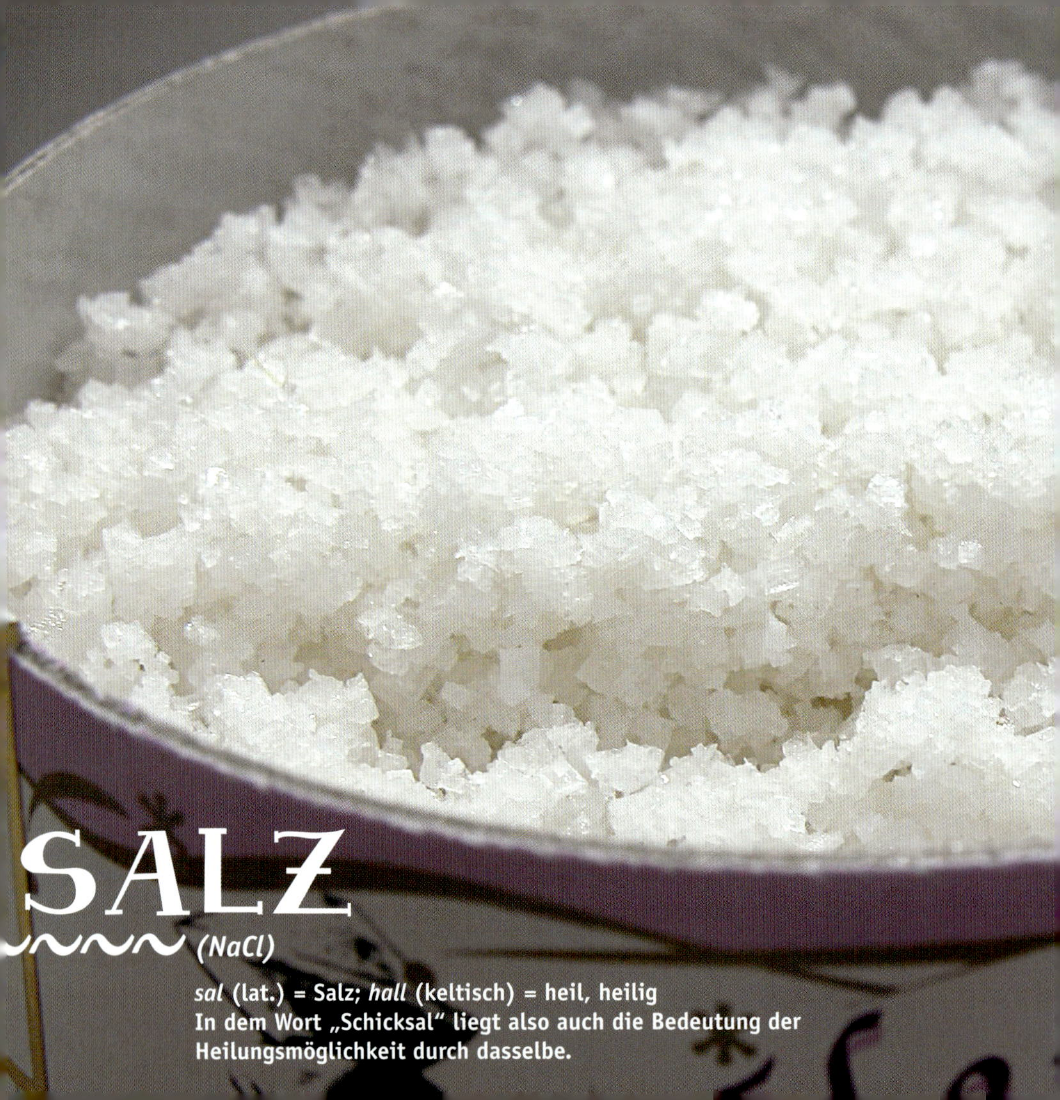

SALZ

$(NaCl)$

sal (lat.) = Salz; *hall* (keltisch) = heil, heilig
In dem Wort „Schicksal" liegt also auch die Bedeutung der Heilungsmöglichkeit durch dasselbe.

Herkunft:

Weltmeere; Kristallsalz, das durch Austrocknung der Urmeere entstanden ist und in Salzbergwerken abgebaut werden kann. Des Weiteren gibt es Salzbergwerke, in denen Steinsalz abgebaut wird, welches jedoch hauptsächlich als Lecksalz für Wild und Kühe verwendet wird.

Verwendung in der Volksheilkunde und als Gewürz:

Als Salzstrümpfchen ist das Mineral und Gewürz bei Müttern zum Fiebersenken bei Kindern bekannt. Man nimmt 1 Tl Salz auf 1 l Wasser, legt die Socken hinein, drückt sie etwas aus und zieht sie fiebernden Kindern an.

Alte Hebammen wissen Salz in Form eines Salzfußbades bei Geburtsverzögerungen zu schätzen. Leinensäckchen mit grobem Salz befüllt, können im Ofen bei 50 – 60 °C erwärmt werden und auf schmerzhafte Stellen des Körpers, z. B. bei Muskelverspannungen gelegt werden. Auch bei Ohrenentzündungen der Kinder lindern sie Beschwerden, indem man sie aufs Ohr legt.

Neben Pfeffer ist Salz das weltweit am meisten verwendete Gewürz. Ohne Salz sind weder Menschen noch Tiere überlebensfähig. Wer schon einmal salzloses Brot probiert hat, weiß, wie essenziell auch geschmacklich Salz zu jedem Essen gehört.

Homöopathische Verwendung:

Salz nimmt in der homöopathischen Medizin in potenzierter Form von der D 6 bis zu sehr starken Hochpotenzen (C 1000 und höher) als eines der größten so genannten Konstitutionsarzneimittel einen großen Stellenwert ein. Sein Haupteinsatzgebiet zeigt sich bei Beschwerden infolge unvergessenen Kummers, der nicht überwunden werden kann, sei es durch den Tod einer geliebten Person, sei es durch ein psychisches Trauma jedweder Art. Insbesondere Symptome, die im zeitlichen Zusammenhang mit Letzterem stehen, sind eine Indikation für dieses hervorragende Arzneimittel.

Kopfschmerzen, die durch Sonneneinstrahlung ausgelöst werden, trockene Schleimhäute, Herpesbläschen der Lippen, Warzen sind nur wenige Bespiele für Erkrankungen, welche durch dieses Gewürz und gleichzeitig Arzneimittel geheilt werden können.

Verwendung in der Chinesischen Medizin:

Salz ist in der Traditionellen Chinesischen Medizin als kalt vom Temperaturverhalten her klassifiziert und der Geschmack ist natürlich salzig.

Bemerkenswertes:

Alles Leben auf der Erde entwickelte sich aus dem Meer. Salz und Wasser waren und sind der Ursprung allen Lebens. Auch das Fruchtwasser besteht aus einer 1-prozentigen Solelösung.

Frühere Verwendung:

Salz galt in Zeiten, in denen Kühlschränke noch unbekannt waren, als wichtiges Gewürz zur Konservierung von Nahrungsmitteln wie beispielsweise Fische oder Eier (in Salzwasser gelegt).

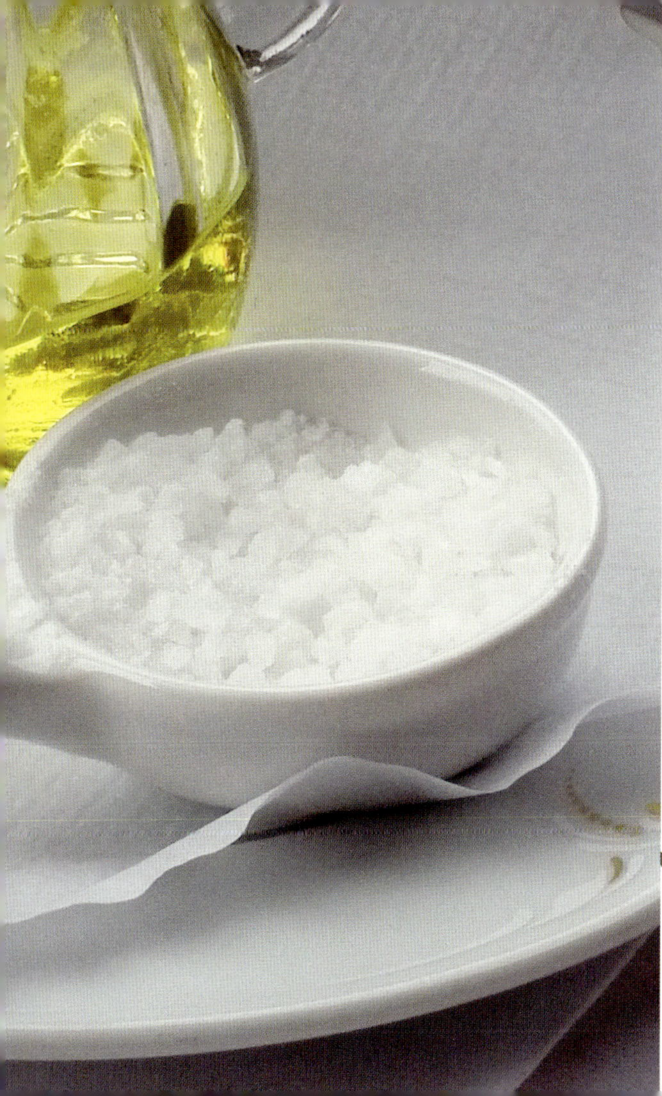

Der besondere Tipp:

Behandeln Sie Schwellungen, welche durch Prellungen oder Verstauchungen entstanden sind, mit 3- bis 10-prozentiger Sole (Lösung aus Salz und Wasser: 3 – 10 Gramm Kristallsalz auf 100 ml Wasser). Auch bei Insektenstichen ist eine Auflage mit solch einem in Sole getränkten Baumwolltuch gegen den Juckreiz und zugunsten der schnellen Abheilung zu empfehlen. Sollten offene Wunden vorhanden sein, benutzen Sie bitte nur 1-prozentige Sole (1 Gramm Kristallsalz auf 100 ml Wasser)

Ein leckeres

Salz-Rezept

finden Sie im Rezeptbuch, S. 43.

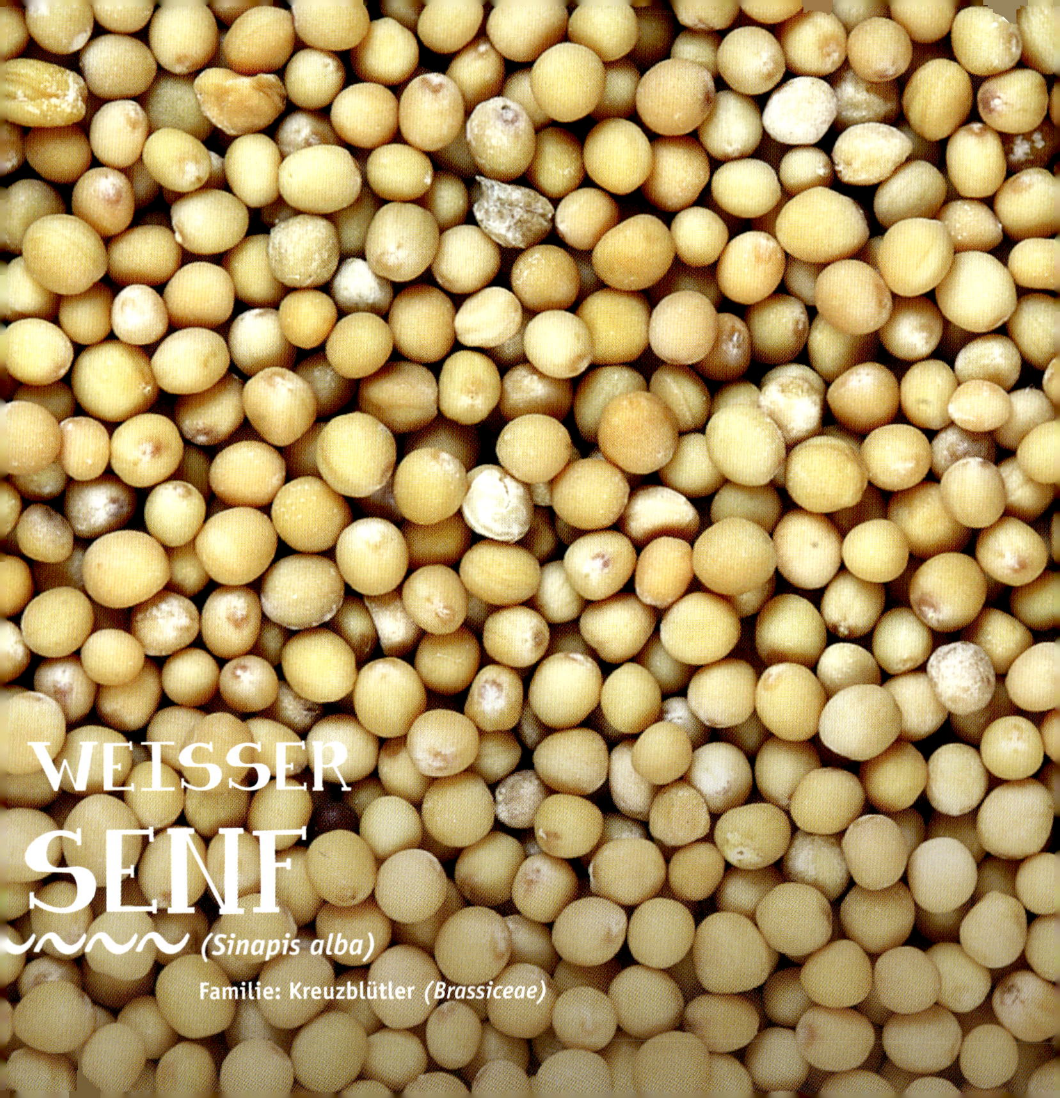

WEISSER SENF

(Sinapis alba)

Familie: Kreuzblütler *(Brassiceae)*

Herkunft:

Im östlichen Mittelmeerraum oder in Ägypten hat Senf höchstwahrscheinlich seinen Ursprung. Funde in China und Indien geben Hinweise, dass Senf dort schon vor ca. 3.000 Jahren benutzt wurde.

Verwendung in der Volksheilkunde und als Gewürz:

Senfmehl wird in Currymischungen in Indien verwendet. Zunächst gelangte Senf nach Griechenland, dann kam er mit den Römern über die Alpen. Drei Senfsorten werden für die Herstellung von Senf verwendet. Für den weißen oder gelben Senf *Brassica alba*, für den braunen Senf *Brassica juncea* und für den schwarzen Senf *Brassica nigra*, wobei letzterer wegen seiner mühevollen Ernte keine Bedeutung in der Industrie der Senfherstellung hat, lediglich in der Homöopathie als Arzneimittel. Interessanterweise ist Senf verwandt mit Raps, Kresse, Radieschen, Kohlrabi, Rosenkohl, Rotkohl und Weißkohl. Anregung von Magen- und Gallensaft wird Senf zugeschrieben, so dass er fetthaltige Speisen wie Würste oder fettes Fleisch besser verträglich macht. Auch als appetitanregendes Mittel wird Senf volksheilkundlich eingesetzt.

Schon lange kennt man die durchblutungsfördernde Wirkung von Senfwickeln, welche bei Erkältungen, Bronchitis, aber auch Verspannungen und Verhärtungen der Muskulatur angewendet werden können.

Senf ist ein Kreuzblütler und darf nicht bei Allergien gegen solche verwendet werden.

Senfmehl kann zur Herstellung eines Fußbades dienen, welches man bei einer beginnenden Erkältung oder zur Belebung des Körpers einsetzen kann.

Senfmehl-Fußbad:

2 EL Senfmehl in eine Wanne geben, mit warmem Wasser aufgießen und ca. 10 – 15 Minuten die Füße darin baden. Mit warmem Wasser abduschen und frottieren.

Senfmehl-Wickel:

Senfmehl wird mit körperwarmem Wasser zu einem Brei angerührt, dann zwischen 2 Küchentücher gestrichen und in ein Tuch eingeschlagen. So kann die Packung für 6 – 10 Minuten auf die Haut aufgelegt werden, die allerdings dadurch sehr gereizt und erhitzt werden kann. Nicht unter dem 6. Lebensjahr anwenden. Bei Magengeschwüren oder entzündlichen Nierenerkrankungen sollte Senf innerlich und äußerlich nur mit großer Vorsicht verwendet werden.

Homöopathische Verwendung:

In der homöopathischen Medizin wird vorwiegend der schwarze Senf *(Sinapis nigra)* verwendet. In einer Potenzierung zwischen D 3 und D 6 ist er hilfreich bei Heuschnupfen und Schnupfen. Symptome, die für eine erfolgreiche Anwendung vorhanden sein sollten, sind: Trockenheit der Nasenlöcher und des Rachens mit dicker, klumpiger Absonderung. Die Absonderung kann scharf oder kalt empfunden werden. Auch Tränenfluss und Niesen können dabei sein. Der innere Hals kann sich verbrüht, heiß und entzündet anfühlen, also Symptome, wie wenn man zu viel Senf gegessen hat.
Weißer Senf *(Sinapis alba)* kommt zur Anwendung, wenn Halssymptome vorherrschen wie beispielsweise Kloßgefühl, Druck und Brennen im Hals. (Bitte holen Sie aber bei solchen Symptomen vorher ärztlichen Rat ein.)

Verwendung in der Chinesischen Medizin:

Senf hat ein heißes Temperaturverhalten und einen scharfen Geschmack. In der Traditionellen Chinesischen Medizin wird er eingesetzt bei so genanntem kaltem Schleim in der Lunge. Das bedeutet, dass er bei einer „Er-kältung" mit klarem Auswurf und Frieren bzw. Husten mit klarem Schleim ohne Fieber eingesetzt wird. Auch äußerliche Anwendungen in Form von Senfwickeln kommen zum Einsatz bei rheumatischen Gelenksproblemen durch Kälte und Wind.

Bemerkenswertes:

Da Senf antibakteriell wirkt, gaben ihn früher Wirtsleute zu jedem Essen hinzu, auch wenn es nicht erwünscht war. Daher kommt vermutlich die Redewendung: „seinen Senf dazugeben", was bedeutet, dass man seine Meinung äußert, auch wenn es nicht erwünscht ist.

Frühere Verwendung:

Im 13. Jahrhundert erhielt die französische Stadt Dijon ein Monopol auf die Senfherstellung. Dijon-Senf muss aus braunen oder schwarzen Senfkörnern hergestellt werden und ist eher scharf im Geschmack.

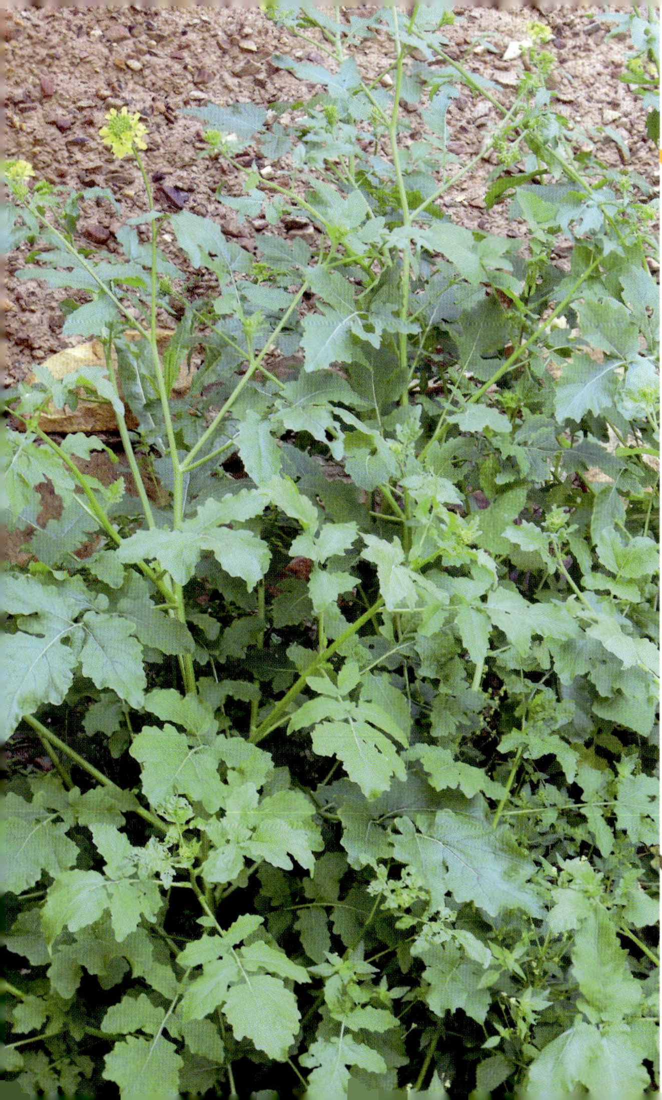

Der besondere Tipp:

Probieren Sie einmal, selber Senf herzustellen: 80 g gelbes Senfmehl, 20 g Zucker, 10 g Salz, 1 Prise Pfeffer, 1 Prise frisch gemahlene Muskatnuss, etwas gemahlene Koriandersamen, 50 ml Wasser, 100 ml Himbeeressig.
Die trockenen Zutaten vermischen, dann Wasser und Essig unterrühren, abdecken und an einen dunklen, kühlen Ort stellen. Mindestens 3 Wochen reifen lassen, wobei täglich umgerührt und gegebenenfalls auch etwas Flüssigkeit zugefügt werden sollte.

Ein leckeres

Senf-Rezept

finden Sie im Rezeptbuch, S. 44.

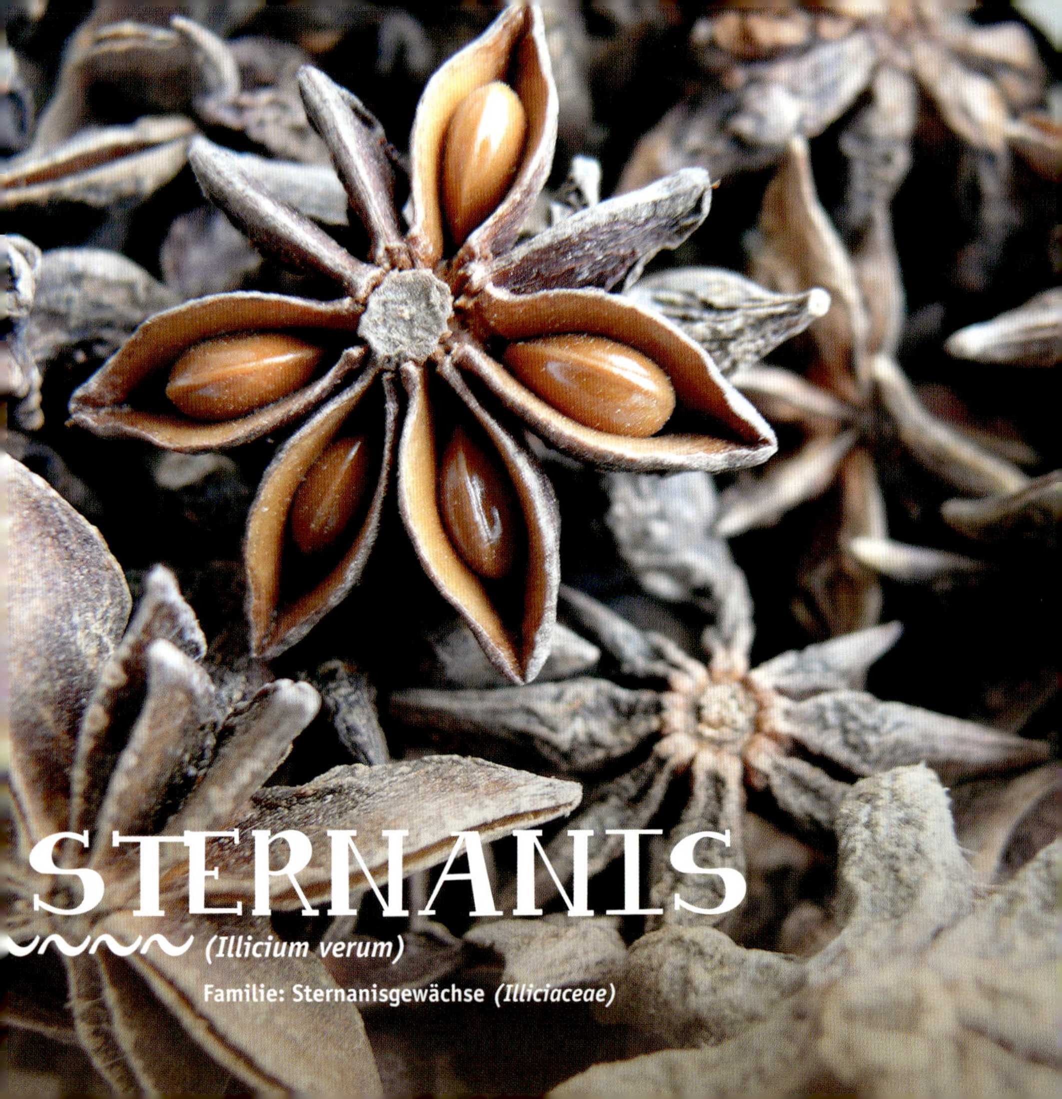

STERNANIS

(Illicium verum)

Familie: Sternanisgewächse *(Illiciaceae)*

Herkunft:

Nordvietnam und Südchina sind die Heimat des Sternanis. Auch heute noch liegen seine Hauptanbaugebiete dort, wobei sich diese auch auf die Philippinen, Laos und Kambodscha ausgeweitet haben.

Verwendung in der Volksheilkunde und als Gewürz:

Die Sammelbalgfrüchte, die bei ihrer Reife schließlich sternförmig aufbrechen, wachsen an einem immergrünen 10 – 20 m hohen Baum, der im Gebirge bis in eine Höhenlage von 2.000 m wachsen kann und botanisch zu den Magnoliengewächsen zählt. Bis zu 100 Jahre alt werden diese Bäume, die von Hand abgeerntet werden müssen. Pro Baum kann man mit einem Ertrag von etwa 10 kg Sternanis rechnen.

Der Sternanis wird zur Verdauungsförderung und Verbesserung des Atems gekaut. Seine schleimlösenden und leicht krampflösenden Eigenschaften kann man sich bei Völlegefühl, Blähungen und leichten Magen-Darm-Krämpfen zunutze machen. Er spielt diesbezüglich als Bestandteil von Husten- und Verdauungstees hierzulande die größte Rolle. In der traditionellen Weihnachtsbäckerei hat er als Gewürz seinen festen Platz in Pfefferkuchen oder Honiggebäck gefunden.

Homöopathische Verwendung:

Anisum stellatum C3 oder D6, 1–3 Mal täglich 5 Globuli wird in der Homöopathie zur Behandlung von Blähungszuständen eingesetzt, insbesondere bei der so genannten 3-Monatskolik von Babys (vor allem, wenn diese zur selben Stunde immer wiederkehren). Bei Husten mit eiterartigem Schleim, überwiegend bei älteren Menschen, die schon sehr lange unter Asthma leiden, kann *Anisum stellatum* in homöopathischer Aufbereitung sehr hilfreich sein.

Verwendung in der Chinesischen Medizin:

Zusammen mit Cassiazimt, Fenchel, Szechuanpfeffer und Gewürznelke ist Sternanis ist eines der fünf Gewürze im chinesischen 5-Gewürze-Pulver, welches in jedem China- oder Gewürzladen zu kaufen ist. Sein Temperaturverhalten wird als warm klassifiziert und der Geschmack als scharf. Diese Kombination prädestiniert ihn, um so genannte „Schleim-Kälte" aufzulösen, welche sich in einer klar tropfenden Nase, Frösteln und „Er-kältung" ohne Fieber und mit klarem Schleimauswurf aus der Lunge äußert. Man gibt ihm einfach Tee bei oder überbrüht 2 Sternanis mit ca. 250 ml kochendem Wasser, lässt dies 10 Minuten ziehen und süßt das abgeseihte Teewasser mit ein wenig Honig. Er wärmt auch bei Bauchschmerzen nach zu viel „energetisch kühlenden" Nahrungsmitteln wie Eis, eiswürfelhaltige Getränke, Südfrüchte oder Tomaten(saft) etc.

Bemerkenswertes:

Sternanis ist botanisch nicht mit dem Anis verwandt. Er schmeckt und riecht aber ähnlich lakritzeartig und süßlich. In der europäischen Küche spielt er erst seit dem 17. Jahrhundert zum Würzen von Tee, in Fruchtsirups und Konfitüren eine Rolle. Er kam lange Zeit nicht über die Grenzen Chinas hinaus, ist aber in der dortigen Küche, insbesondere aus Schmorgerichten, nicht wegzudenken. Die Pharmaindustrie nutzt Sternanis zur Herstellung des Wirkstoffes Shikimisäure, welche zur Herstellung von Arzneimitteln gegen Influenzaviren benötigt wird.

Frühere Verwendung:

Die ätherischen Öle des Sternanis werden in der Parfümindustrie und zur Seifenherstellung verwendet.

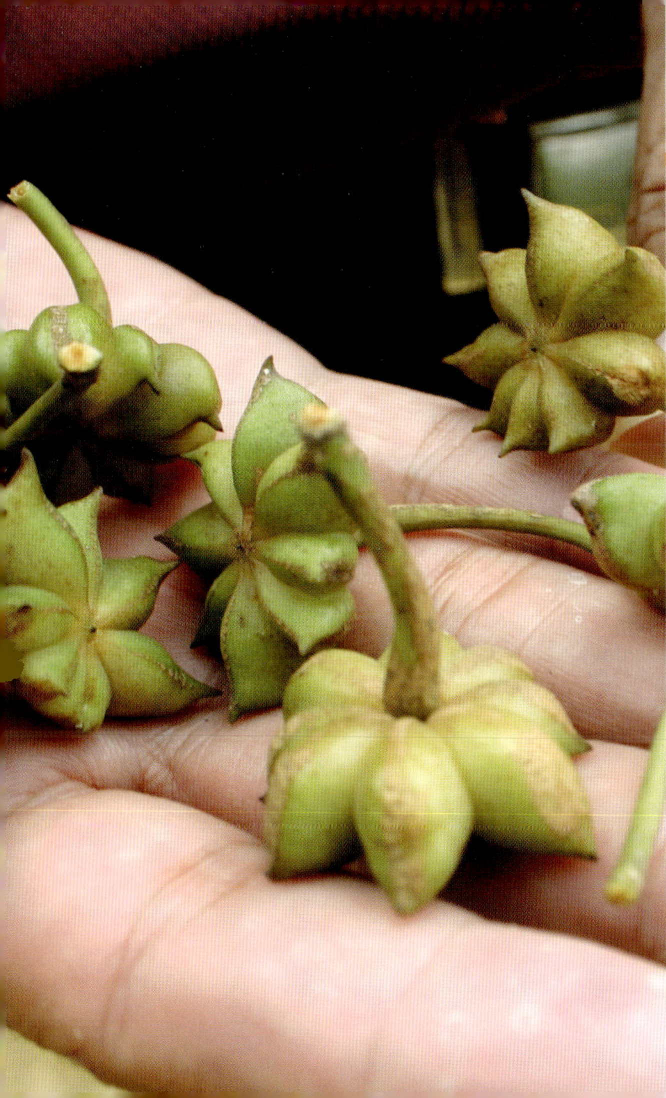

Der besondere Tipp:

Stellen Sie doch einmal Ihre eigene Glühweingewürzmischung zusammen: getrocknete Orangen- und Zitronenschalen, Zimtstangen, getrockneter Ingwer, getrockneter Galgant, Gewürznelken, Kardamomsamen und Sternanis – anteilig je nach Geschmack.

Ein leckeres

Sternanis-Rezept

finden Sie im Rezeptbuch, S. 45.

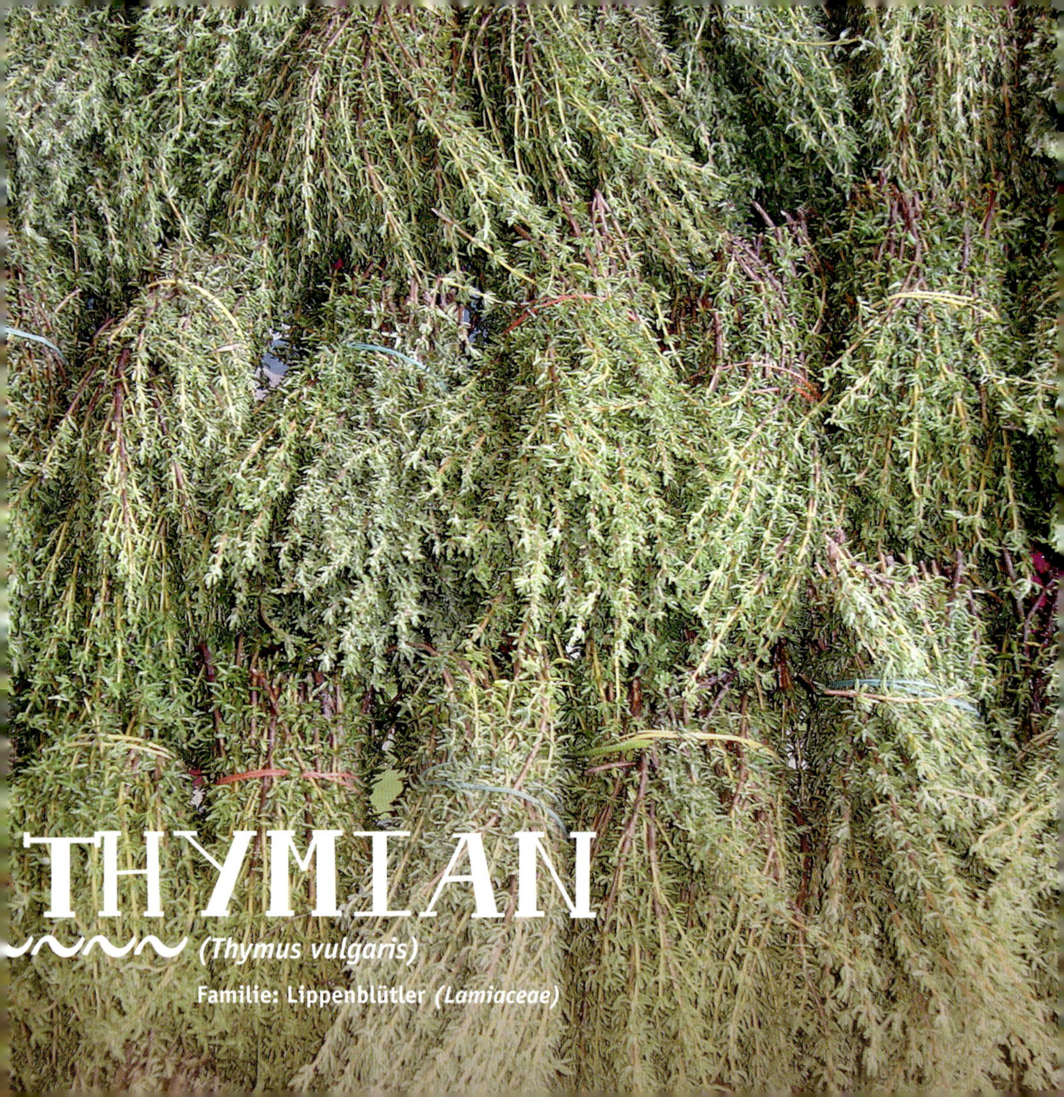

THYMIAN

(Thymus vulgaris)

Familie: Lippenblütler *(Lamiaceae)*

Herkunft:

Die Heimat dieser betörend würzig riechenden Gewürz- und Heilpflanze ist der Mittelmeerraum.

Verwendung in der Volksheilkunde und als Gewürz:

Um sein Aroma voll zu entfalten, benötigt Thymian viel Sonneneinstrahlung. Er kann jedoch auch in unseren Breiten inzwischen in Töpfen oder Gärten gedeihen, da er recht frostunempfindlich ist. Bekannt wurde Thymian in Nordeuropa über die Römer und später über Klostergärten.

Die ätherischen Öle des Thymian wirken auf Magen, Darm und Lunge sowie Bronchien krampflösend. Er ist hilfreich bei akuter und chronischer Bronchitis, aber auch bei Keuchhusten und Katarrhen der oberen Luftwege. Vielen Hustentees und Magen-Darm-Tees ist er als wichtiger Bestandteil beigemischt.
In der Kochkunst ist Thymian als fettverdauungsförderndes Gewürz bekannt, und man gibt es deswegen sehr gerne fettreichen Speisen wie Lamm, Fleischeintöpfen oder fetter Wurst bei.

Thymian-Tee:

1 gestrichener TL frisches oder getrocknetes Thymiankraut mit 200 ml siedendem Wasser übergießen und 10 Minuten ziehen lassen. Bei Husten mit etwas Honig süßen und 1–3 Tassen pro Tag warm trinken.

Thymian-Bad:

Ca. 100 g frisches oder getrocknetes Thymiankraut mit 1 l kochendem Wasser übergießen und 20 Minuten ziehen lassen, dann die Lösung einem Vollbad beimengen.

Fußbad:

30 g getrockneten Thymian mit 1 l kochendem Wasser übergießen und nach 10 Minuten abseihen. Diese Lösung in eine Wanne mit 10 l warmem Wasser geben. Als Fußbad wirkt Thymian den Kreislauf anregend und belebend, ebenso wie Rosmarin.

Homöopathische Verwendung:

Selten wird Thymian als homöopathisches Arzneimittel verschrieben, es kann jedoch in der Urtinktur verwendet werden oder auch in den Potenzen D 1 und D 2 bei Magen- und Bronchialbeschwerden, genau wie in der Volksheilkunde.

Verwendung in der Chinesischen Medizin:

Kraut und Blüten des Thymians werden ein warmes Temperaturverhalten sowie ein aromatischer, scharfer und leicht bitterer Geschmack in der Traditionellen Chinesischen Medizin zugeschrieben. Seine Schleim-Kälte auflösende Eigenschaft wird auch hier bei krampfhaftem Husten eingesetzt. Schleim-Kälte kann jedoch auch in Form von Ausfluss oder als ausbleibende Menstruationsblutung, die durch Aufenthalt in der Kälte verursacht wurde, auftreten. Bei den genannten Einsatzgebieten darf die schmerzhafte Menstruationsblutung nicht fehlen. Thymian wird verwendet, um den Geist zu beruhigen, beispielsweise bei nervlich bedingter Schlaflosigkeit oder geistiger Erschöpfung und Melancholie.

Die Fähigkeit, Wind-Kälte zu vertreiben, d.h. Infekte, die durch Wind und Kälte verursacht sind, gehört ebenfalls aus Sicht der Traditionellen Chinesischen Medizin zu den Eigenschaften von Thymian; auch bei Husten, Halsentzündungen, Schnupfen, Schüttelfrost, Kälteaversion, Nasenschleimhautentzündungen und Nasennebenhöhlenentzündungen wird er eingesetzt. Da er wärmende Temperatureigenschaften hat, sollte es sich um hellen Schleim handeln, denn gefärbter Schleim weist auf Umwandlung in Hitze hin. In diesem Fall sind dann kühlende Kräuter oder Gewürze zum Ausgleich notwendig.

Vorsicht: Während der Schwangerschaft oder bei Schilddrüsenüberfunktion sollte Thymian nicht angewendet werden.

Bemerkenswertes:

Aus dem Süden Frankreichs stammt die weithin bekannte Gewürzmischung „Kräuter der Provence“, welche aus Thymian, Rosmarin, Bohnenkraut, Lavendel und Oregano, manchmal noch zusätzlich aus Lorbeerblättern, Fenchel und etwas geriebener Orangenschale zusammengesetzt ist.

Frühere Verwendung:

Bei den Römern war Thymian als Stärke und Mut verleihende Pflanze bekannt, weswegen vor einer Schlacht Thymian-Bäder genommen wurden. In Griechenland wurde Thymian zum Räuchern verwendet. Das Wort *Thymus* kommt vom griechischen Wort *thymos*, was Lebenskraft bedeutet. In Ägypten wurde Thymian-Öl zur Parfümherstellung und bei der Toteneinbalsamierung verwendet.

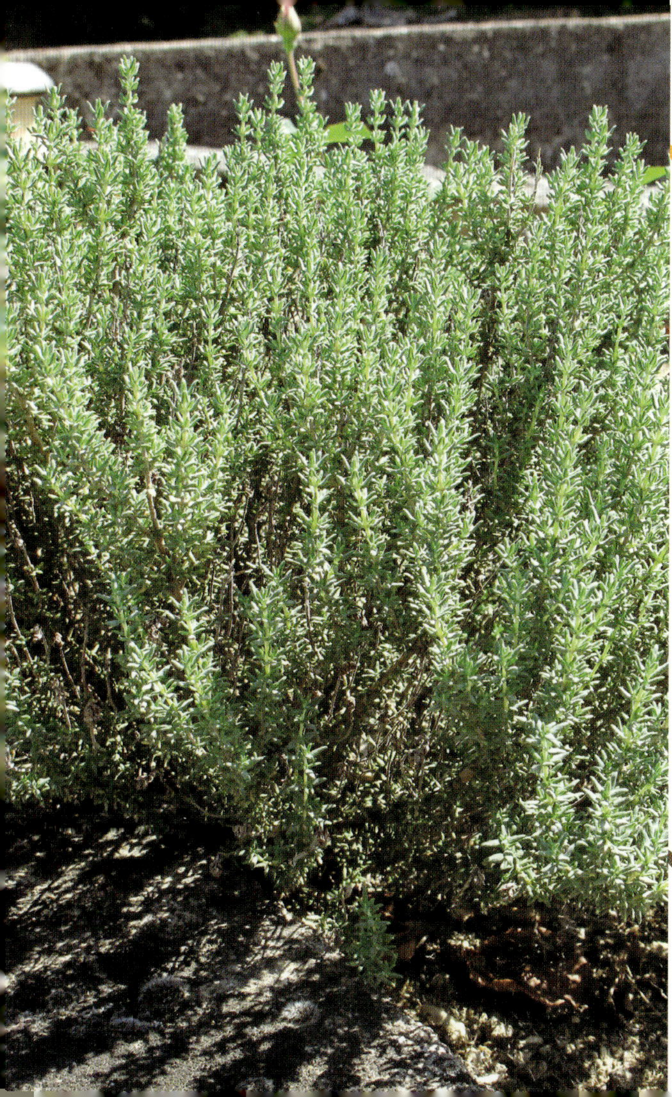

Der besondere Tipp:

Bei Entzündungen im Mundraum kann man eine Gurgellösung herstellen, indem man einen Thymian-Tee mit doppelter Menge Thymian zubereitet (s.o.) und damit mehrmals täglich spült oder gurgelt. Thymian hat bakterienhemmende und durchblutungsfördernde Eigenschaften. Die Lösung muss allerdings täglich frisch zubereitet werden.

Ein leckeres

Thymian-Rezept

finden Sie im Rezeptbuch, S. 46.

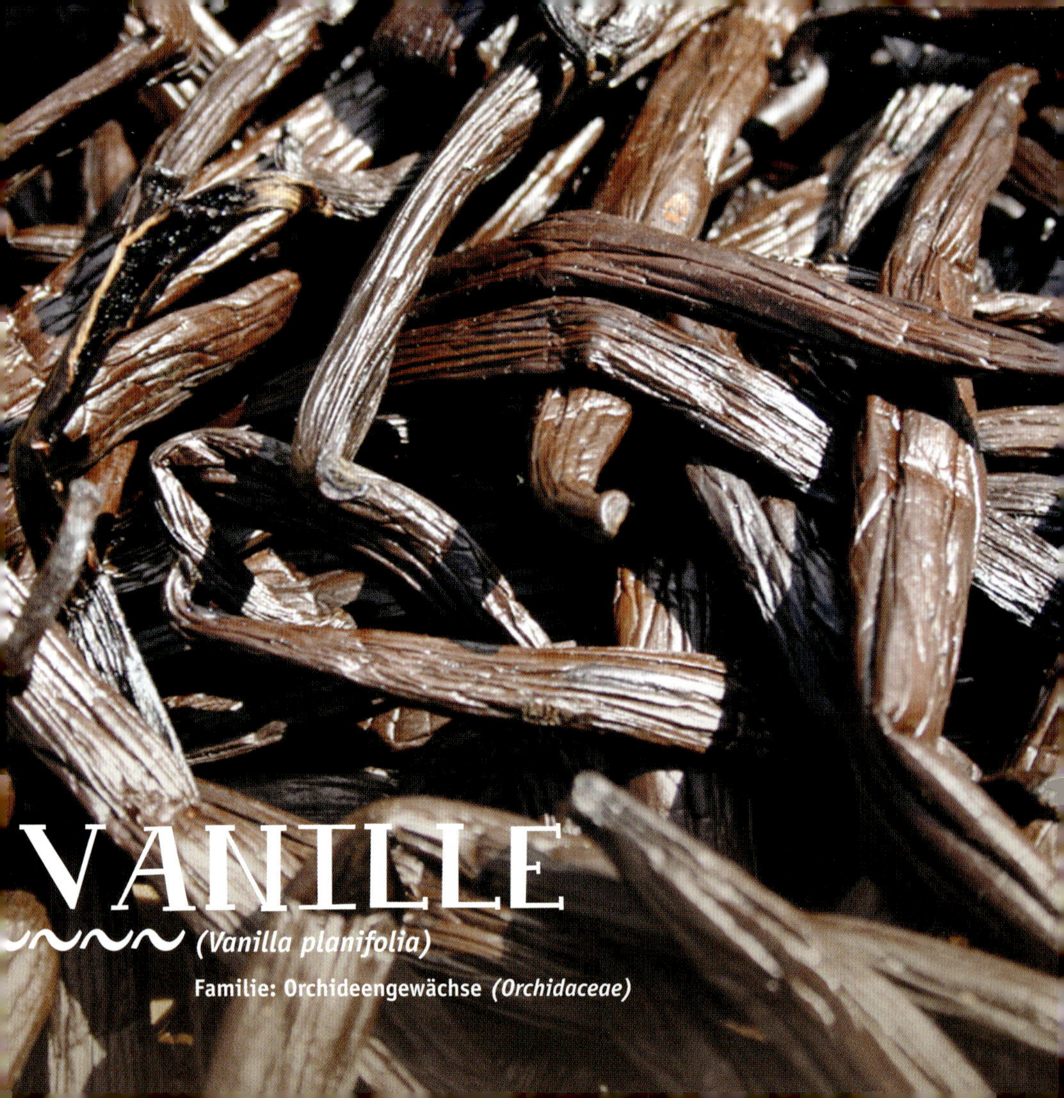

VANILLE

(Vanilla planifolia)

Familie: Orchideengewächse ***(Orchidaceae)***

Herkunft:

Ursprünglich ist Vanille in Mexiko beheimatet und wird heutzutage sowohl dort als auch in anderen südamerikanischen Ländern und auf Java, Sri Lanka, Madagaskar und Ostafrika angebaut.

Verwendung in der Volksheilkunde und als Gewürz:

Verwendet wird der Samen, welcher Inhalt der länglichen Vanillestangen, der Früchte der Vanillepflanze, ist.

Vanille galt im Aztekenreich zusammen mit Kakao als Aphrodisiakum und mit dieser Indikation wurde sie bis ins 19. Jahrhundert auch in amtlichen europäischen Arzneibüchern geführt. Der blumige Duftstoff Vanillin wirkt psychisch beruhigend und entspannend. Das Aroma der Vanille stimuliert die Verdauungssäfte und hat vermutlich appetitanregende und verdauungsfördernde Wirkung.

Homöopathische Verwendung:

In der homöopathischen Medizin werden zur Menstruationsförderung oder als Aphrodisiakum und für Hauterkrankungen Potenzen zwischen C6 und C30 verwendet, je nach Beschwerden. Bitte holen Sie bzgl. der Dosierung ärztlichen Rat ein. Der Gemütszustand, welcher nach potenzierter Vanille verlangt, ist gekennzeichnet von Euphorie wechselnd mit Schwermut, Apathie, Erschöpfungszuständen und Antriebslosigkeit.

Verwendung in der Chinesischen Medizin:

Ihr warmes Temperaturverhalten und ihren süßen Geschmack macht man sich in der Traditionellen Chinesischen Medizin zunutze, um mit Vanille die Milz zu stärken, die eine große Rolle für die Verdauung spielt. Man kann Vanille hierfür ganzjährig in Süßspeisen verwenden, besonders aber sollte dies in den Übergangszeiten zwischen den Jahreszeiten erfolgen, die man in der Traditionellen Chinesischen Medizin-Diätetik „Dojo-Zeiten" nennt, welche der Wandlungsphase Erde und somit der Milz und Bauchspeicheldrüse zugeordnet werden. Zudem gilt Vanille auch in China als Aphrodisiakum.

Bemerkenswertes:

Vanille ist das zweitteuerste Gewürz nach Safran. Sowohl der Anbau als auch die künstliche Bestäubung, die innerhalb weniger Stunden vorgenommen werden muss, als auch der Fermentationsprozess sind äußert aufwendig und mit viel Handarbeit verbunden.

Auf der Insel Bourbon (heute Réunion) wurde von einem Sklaven ein Verfahren zur künstlichen Befruchtung der Vanille entwickelt, wofür er seine Freiheit erlangte. Das Fehlen der natürlichen Bestäubung, wie es durch Kolibris in Südamerika erfolgt, machte eine Kultivierung der Pflanze in anderen Ländern vorher unmöglich. Nur etwa 50 Früchte bringt eine Vanillepflanze hervor, obwohl sie ca. 1.000 Blüten pro Saison entwickelt. Als „Bourbon-Vanille", darf ausgezeichnete Qualität und Vanille, die einem aufwendigen Fermentierungsprozess unterworfen wurde, genannt werden. Hierbei werden die frisch geernteten Kapseln eine Minute lang in heißem Wasser blanchiert, anschließend in geschlossenen Holzkisten einen Tag lang fermentiert, dann tagsüber in der Sonne und nachts auf luftigen Holzgestellen weiterfermentiert. Einen ganzen Monat lang zieht sich anschließend noch der Trocknungsprozess. Die Überwachung ist intensiv, denn Vanille fault und schimmelt leicht durch den hohen Wassergehalt von 20 Prozent. Synthetisch hergestelltes Vanillin ist mit dem echten Geschmack einer Vanilleschote nicht zu vergleichen, jedoch sehr viel günstiger.

Frühere Verwendung:

Die erotisierende Wirkung von Vanille macht man sich in Form von Zusätzen des Vanilleöls in der Parfüm- und Kosmetikindustrie sowohl früher wie heute zunutze. Unzählige Badezusätze, Seifen und Öle werden damit beduftet. Der Duftstoff Vanillin ist chemisch eng mit Pheromonen, Sexuallockstoffen des Menschen, verwandt. Schon die Indianerinnen im alten Mexiko rieben ihre Haut zur Erhöhung ihrer Anziehungskraft mit Vanilleschoten ein.

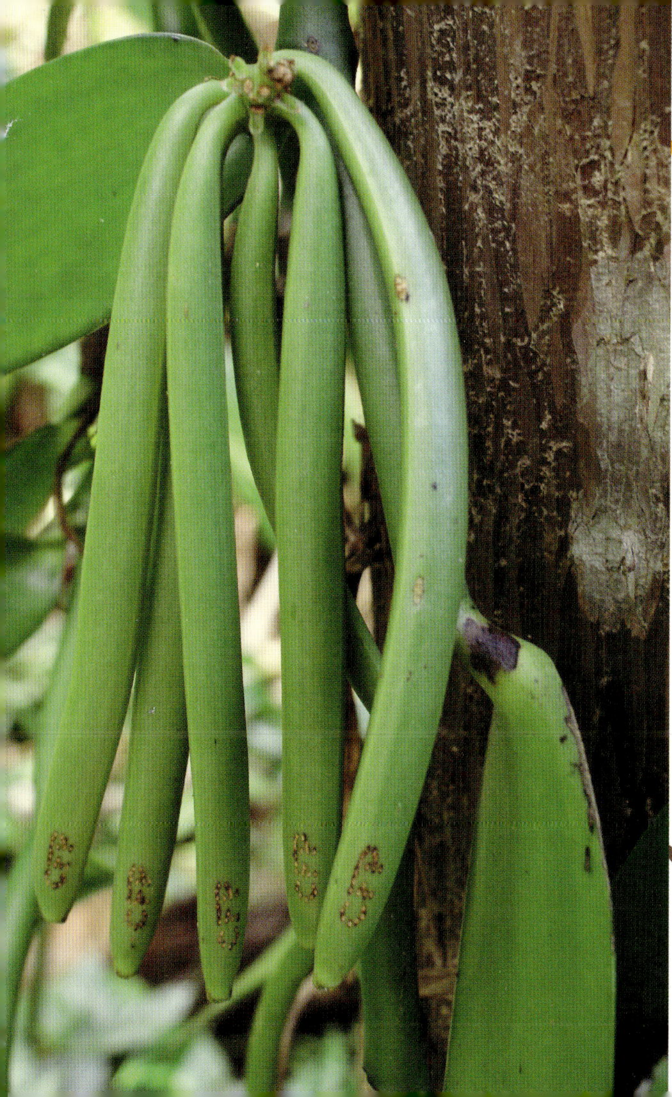

Der besondere Tipp:

Falls Ihnen einmal Vanilleschoten eintrocknen, können Sie sie „wiederbeleben", indem Sie sie über Nacht in einem Glas verschlossen zusammen mit einem frischen Apfelschnitz legen. Am nächsten Morgen haben sie die Feuchtigkeit aufgesogen und können wieder benutzt werden.
Vanille nimmt übrigens schnell andere Gerüche an, deswegen sollte sie nie offen oder in der Nähe von geruchsintensiven Substanzen oder Nahrungsmitteln gelagert werden.

Ein leckeres

Vanille-Rezept

finden Sie im Rezeptbuch, S. 47.

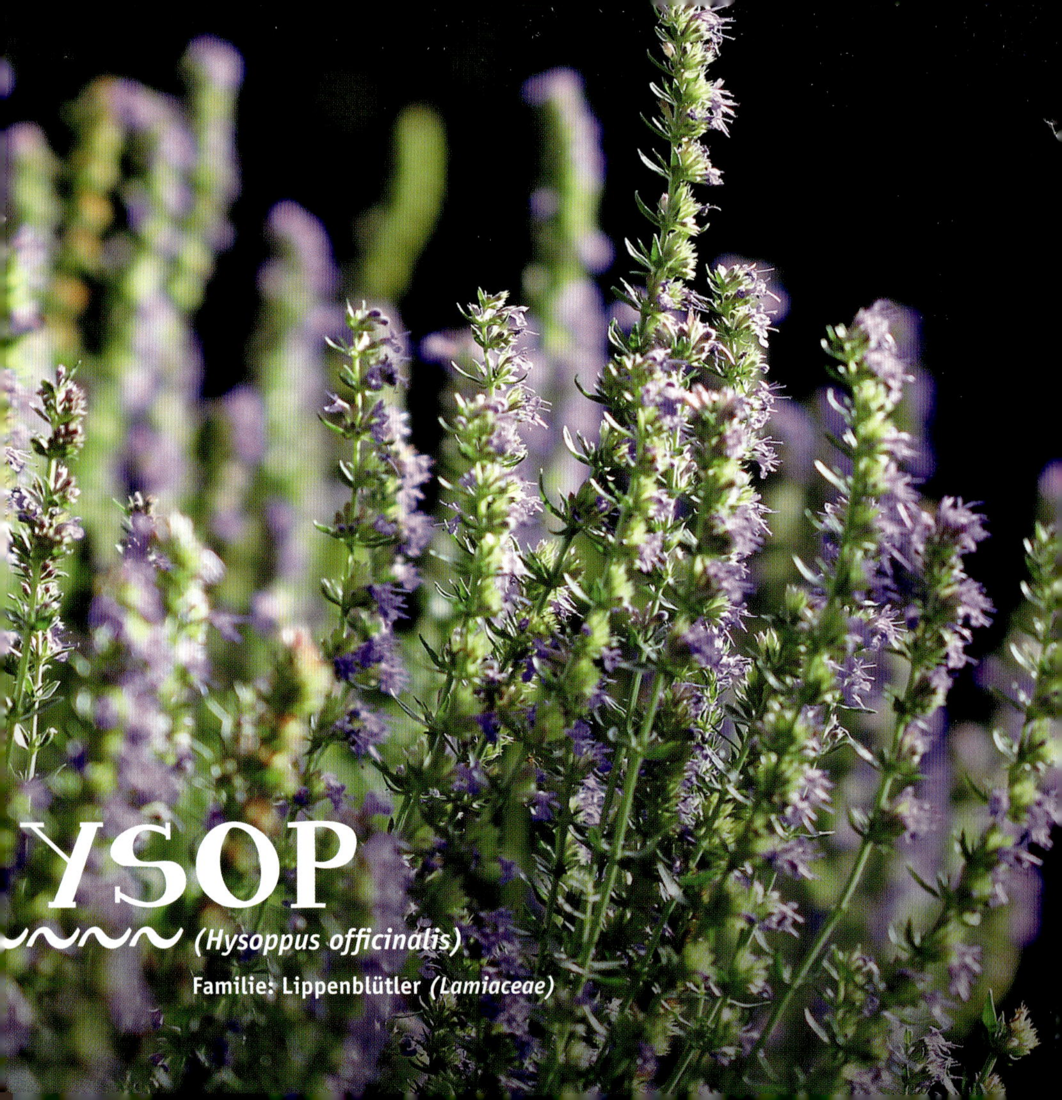

YSOP

(Hysoppus officinalis)

Familie: Lippenblütler *(Lamiaceae)*

Herkunft:

Die ursprüngliche Heimat des Ysop ist wahrscheinlich Südosteuropa. Er ist jedoch im Mittelmeerraum und südlichen Europa überall zu finden.

Verwendung in der Volksheilkunde und als Gewürz:

Vom blühenden Kraut (Juli bis August) werden dic zarten oberen Teile zum Trocknen verwendet. Er kommt häufig in Blasenteemischungen wegen seiner leicht harntreibenden und krampflösenden Eigenschaften vor. Zur Appetitanregung ebenso wie für Magen–Darm-Störungen, Durchfall und Blähungen ist er in der Volksheilkunde im Gebrauch. Als Schleimlösungsmittel bei trockenem Husten hat sich Ysop ebenfalls einen Namen gemacht. Magen-Darm-Störungen nehmen u.a. deswegen zu, weil Bitterstoffe aus den Nahrungsmitteln herausgezüchtet werden. Diese sind jedoch zur Verdauung unerlässlich und sollten wenigstens in Form von Heil- und Gewürzpflanzen, wie beispielsweise dem Ysop, als Tee oder in Speisen verwendet werden.

Als Küchengewürz ist Ysop wegen seines aromatischen Geruchs und seiner Eigenschaft als Verdauungshilfe zwar bekannt, derzeit leider aber etwas in Vergessenheit geraten. In Eintöpfen, Bohnengerichten, Suppen, aber auch Quarkspeisen oder im Dressing von Tomaten- oder Gurkensalat wird er eingesetzt.

Ysop-Tee:

2 TL zerschnittenes Ysopkraut wird in 250 ml kaltem Wasser angesetzt, dann erhitzt bis es siedet. Nach weiteren 5 Minuten Auszug kann man ihn abseihen und den Tee trinken.

Homöopathische Verwendung:

Ysop wird bislang in der Homöopathie nicht verwendet.

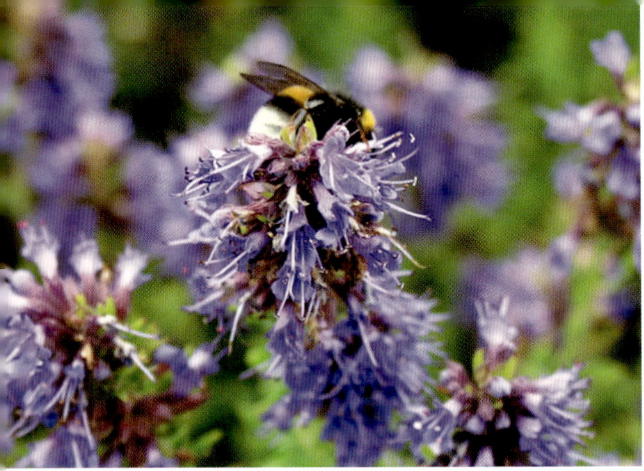

Bemerkenswertes:

Der in einem französischen Kloster hergestellte, berühmte und in Frankreich sehr bekannte Likör „Chartreuse" enthält Ysop.

Frühere Verwendung:

Für Spirituosen, z.B. Kräuterwein, nutzten schon die Römer Ysop. Er wurde früher speziell als Bienenfutterkraut angebaut, was ihm auch den Namen „Bienenkraut" einbrachte.

Verwendung in der Chinesischen Medizin:

Die Klassifikation des Geschmacks von Ysop ist scharf, aromatisch und leicht bitter, die des Temperaturverhaltens warm bis neutral. Auch in der Traditionellen Chinesischen Medizin ist er genau wie in der westlichen Volksheilkunde als Hilfe bei Verdauungsschwäche und zur Verabreichung bei Blähungen bekannt. Äußerlich in Form von Umschlägen soll er Quetschungen und Verletzungen heilen helfen. Lungenschwäche, Lungenschleim sowie Halsentzündungen und grippale Infekte sind seine Einsatzgebiete.
Der scharfe Geschmack hilft Qi, die Lebenskraft, in gestauten Energiebahnen zu bewegen. Dies kann der Fall sein bei schmerzhafter Menstruationsblutung, Kreislaufschwäche oder Nervosität und Erregbarkeit.

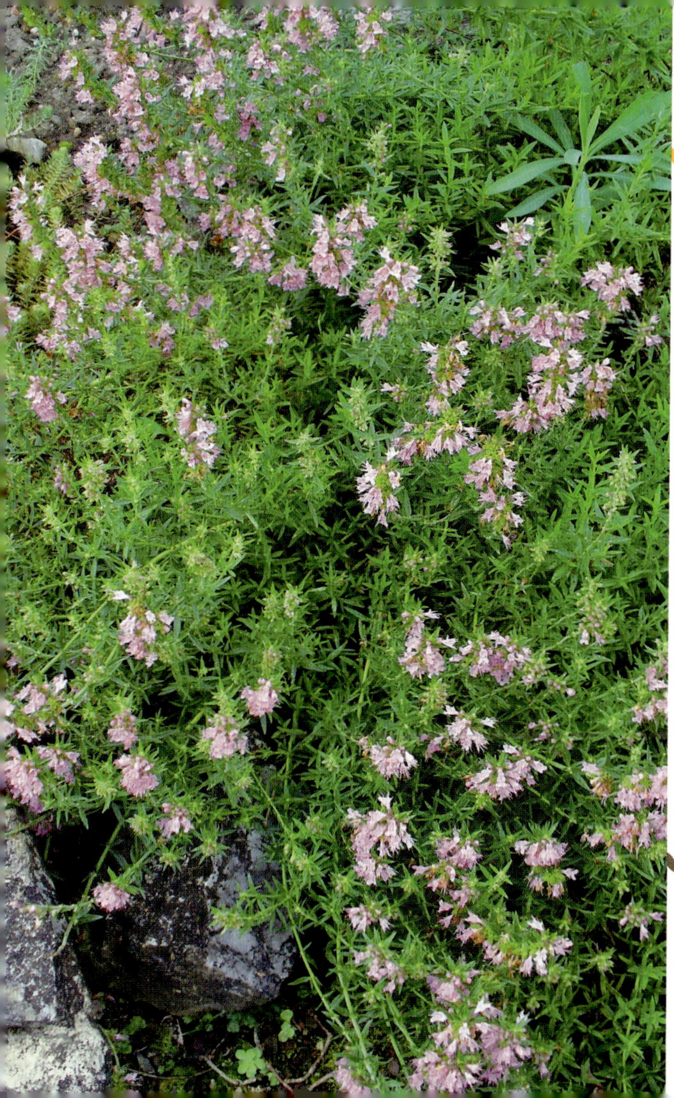

Der besondere Tipp:

Verwenden Sie Blätter und Blüten nicht gleichzeitig in den Speisen, da die Blätter das zarte Aroma der Blüten sonst nicht zur Geltung kommen lassen.

Ein leckeres

Ysop-Rezept

finden Sie im Rezeptbuch, S. 49.

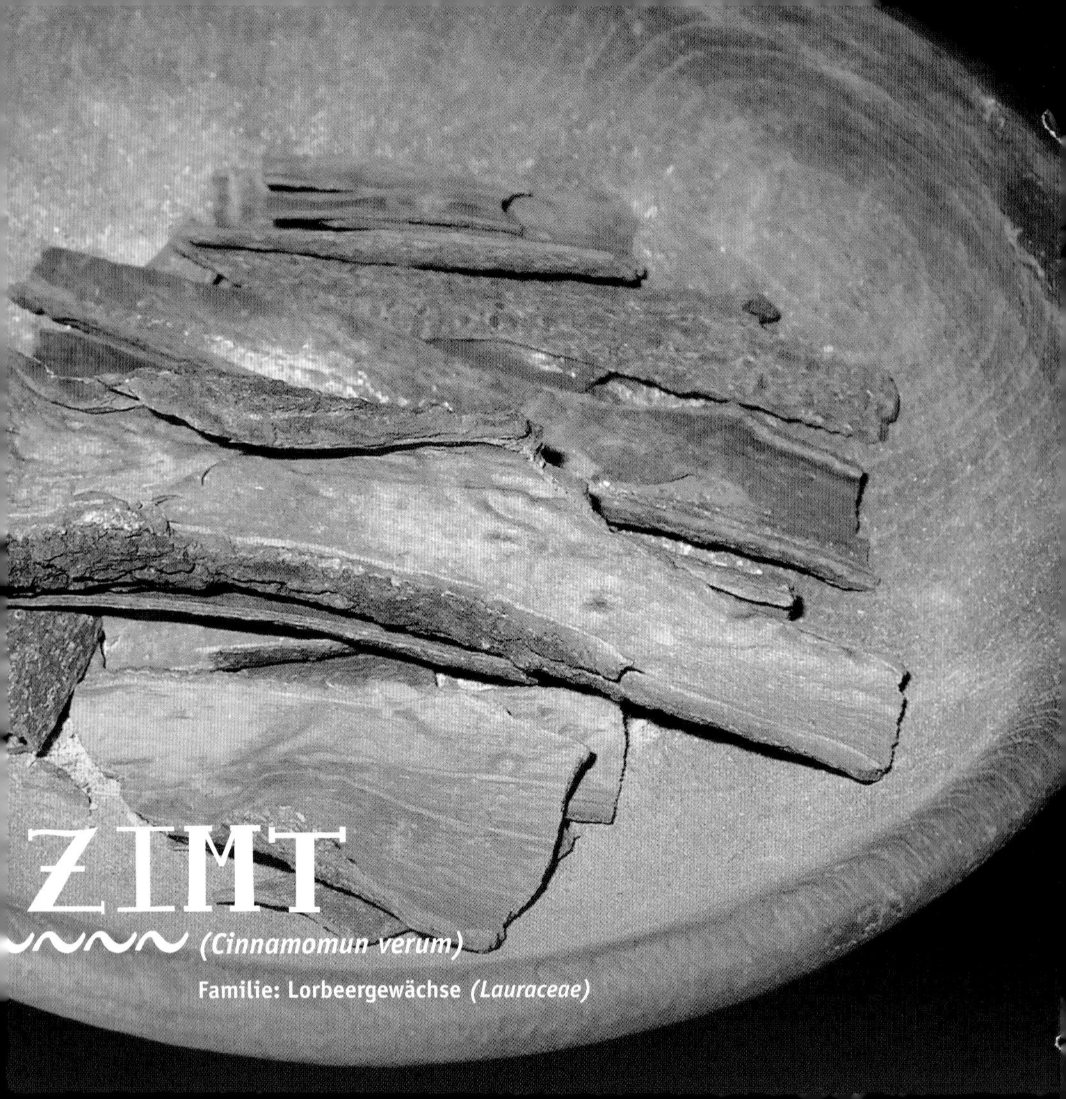

ZIMT

(Cinnamomun verum)

Familie: Lorbeergewächse *(Lauraceae)*

Herkunft:

Der berühmte Seefahrer Vasco da Gama entdeckte dieses hervorragende Gewürz und Heilmittel auf seinen Reisen im heutigen Sri Lanka, welches das Ursprungsland von Zimt ist. Inzwischen wird er in sehr vielen tropischen Ländern angebaut.

Verwendung in der Volksheilkunde und als Gewürz:

Das heutige Sri Lanka wurde von den Portugiesen wegen dieses Gewürzes erobert. 1636 wurden sie von den Holländern vertrieben und diese kultivierten den bis dahin nur wild wachsenden Zimt. Die Preise wurden durch Verbrennung von Überschüssen in den Warenlagern in Holland hoch gehalten. Verwandte Arten wie der Cassia-Zimtbaum aus Südchina erzeugen eine weniger wertvolle Rinde.

Zimt-Öl in wässriger Lösung ist ein sehr gutes lokales Desinfektionsmittel; 3 – 4 Tropfen auf 1,9 l Wasser als Spülung zur Keimabtötung. Bei Schluckauf können 3 Tropfen auf Zucker eingenommen werden. Das ätherische Öl aus Zimt wird in der Phytotherapie (Pflanzentherapie) als nerven- und magenstärkendes Mittel eingesetzt und auch bei Verdauungsstörungen wie Blähungen und Durchfall.

Die Herstellung eines Glühweins mit Zimtrinde kann durch die wärmenden Eigenschaften einer Erkältung im Beginn entgegenwirken.

Vorsicht: Zu starker Gebrauch des ätherischen Zimt-Öls kann zu Vergiftungserscheinungen wie Pulsbeschleunigung, Atemfrequenzerhöhung, Schweißerzeugung oder Verstärkung der Darmtätigkeit führen.

Homöopathische Verwendung:

In der Potenz D3 ist *Cinnamonum verum* in homöopathischer Aufbereitung bei Blutungsneigung indiziert, aber auch bei schwächlichen Patienten mit trägem Kreislauf kann er diesen wieder in Schwung bringen; ebenso bei Nervenschwäche mit hysterischen Ausbrüchen, welche von Aufstoßen gefolgt wird. Bei Blutungen nach der Entbindung oder durch Hämorrhoiden bzw. auch bei Reiseübelkeit kann Zimt in der Homöopathie eingesetzt werden.

Verwendung in der Chinesischen Medizin:

Bereits 2700 v.Chr. wurde Zimt in einem chinesischen Kräuterbuch erwähnt. Auch in der Bibel finden sich Hinweise auf diese Gewürzpflanze. Zimt hat einen scharfen, süßen und aromatischen Geschmack und sein Temperaturverhalten ist heiß. Durch diese Eigenschaften kann Zimt in jeder Form, ob als Tee oder als Gewürz, in Speisen zur Vertreibung innerer Kälte genutzt werden, z.B. bei beginnenden „Erkältungen". Er gilt in der Traditionellen Chinesischen Medizin als Blut bewegend, was wiederum bedeutet, dass er bei Blutstagnationen wie schmerzhafter Menstruationsblutung eingesetzt werden kann.

Er tonisiert das Nieren- und Herz-Yang, d.h. er kann bei Kälte in Gelenken wie Knie und der unteren Extremität eingesetzt werden, aber auch bei Herzklopfen durch Erschöpfung mit Frieren sowie Impotenz und Rückenschwäche mit Kälte.

Vorsicht: Keine Anwendung in der Schwangerschaft!

Bemerkenswertes:

Der immergrüne, bis zu 10 m hoch werdende Zimtbaum, wird in Plantagen so beschnitten, dass die Ernte an den nur 2–3 m hohen Bäumen erleichtert wird. Die Zimtrinde wird an 1- bis 2-jährigen Zweigen abgeschabt, die Korkschicht entfernt, die Rindenstücke werden ineinandergeschoben, von Hand gerollt und im Schatten getrocknet. Je dünner die Rindenstücke sind, desto feiner ist der beim Zerreiben entstehende Zimtgeschmack.

Frühere Verwendung:

In mittelalterlichen Büchern wird Zimt als Hustenmittelbestandteil und als Arznei gegen Halsschmerzen beschrieben. Um 500 v.Chr. wurde Zimtrinden-Öl schon als antiseptisch beschrieben. Man wusste, dass er die Herz-Kreislauf-Funktion und die Durchblutung anregt und somit eine Erwärmung des ganzen Körpers bewirkt.

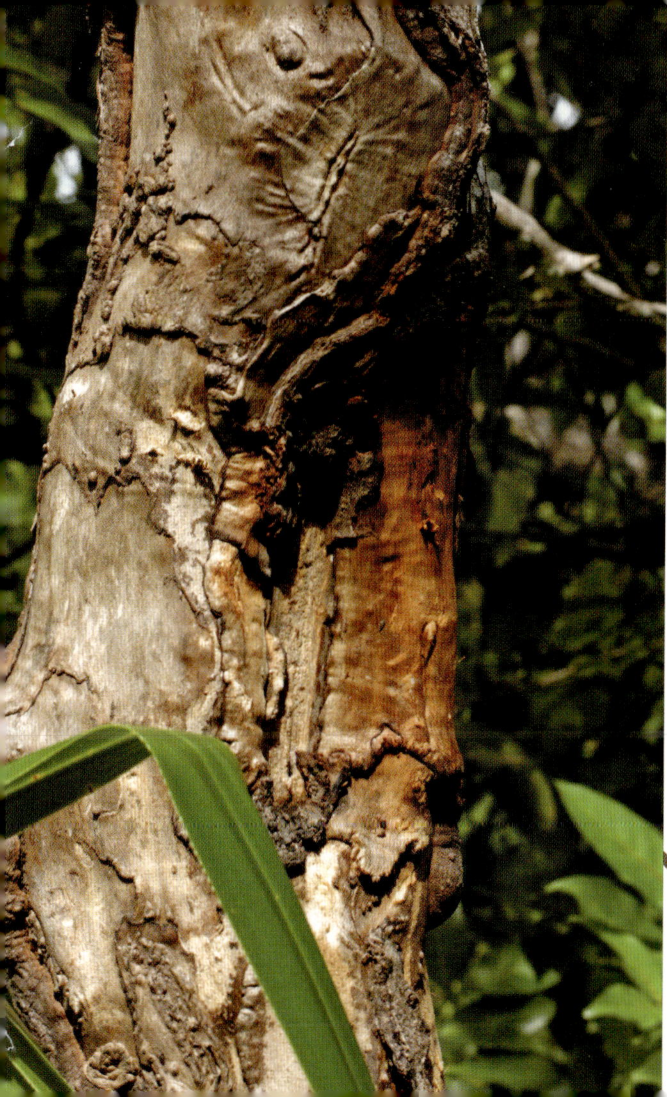

Der besondere Tipp:

Kaufen Sie Zimt am besten in Stangenform, so behält er sein Aroma am längsten. Wenn Sie Ceylon-Zimt-Rollen kaufen, empfiehlt sich die hellere Ware als die bessere. Die Lagerung erfolgt in luftdichten Gläsern. Bei Bedarf können Sie ihn immer frisch im Mörser zerreiben und seinen unverwechselbaren Duft in Ihre Gerichten einbringen. In pulverisierter Form bitte nicht zu lange mitkochen, ansonsten bildet sich ein leicht bitterer Geschmack.

Ein leckeres

Zimt-Rezept

finden Sie im Rezeptbuch, S. 51.

Literaturverzeichnis

Bäumler, Siegfried: Heilpflanzenpraxis heute, Urban & Fischer Verlag 2007

Béliveau, Richard, Gingras, Denis: Krebszellen mögen keine Himbeeren, 10. Auflage, Goldmann Verlag 2010

Beutner, Brigitte: Gewürze aus aller Welt in Garten und Küche, Ulmer Verlag 1999

Blarer Zalokar, Ulrike von, Blarer, Peter von: Praxisbuch Westliche Heilkräuter und Chinesische Medizin, Bacopa Verlag 2010

Blarer Zalokar, Ulrike von, Fendrich, Barbara, Haas, Karin, Kamb, Petra, Rüegg, Eve: Praxisbuch Nahrungsmittel und Chinesische Medizin, Bacopa Verlag 2009

Boericke, William: Homöopathische Mittel und ihre Wirkungen, Materia medica, 10., erneut überarbeitete Auflage, Verlag Grundlagen und Praxis 2013

Caldicott, Caroly u. Chris: Auf den Gewürzstraßen der Welt, Verlag Freies Geistesleben 2011

Chevallier, Andrew: Das große Lexikon der Heilpflanzen, DK Verlag 2001

Donhauser, Rose Marie, Kresovic, Danijel: Gewürze, Das große Kochbuch, Neuer Umschau Verlag 2010

Engelhardt, Ute, Hempen, Carl Hermann: Chinesische Diätetik, Verlag Urban & Schwarzenberg 1997

Franke, Wolfgang: Nutzpflanzenkunde, 6. Auflage, Thieme Verlag 1997

Iburg, Anne: Dumonts kleines Gewürzlexikon, monte von Dumont 2002

Katzer, Gernot, Fausa, Jonas: Picantissimo - Das Gewürzhandbuch, 2. Auflage, Verlag Die Werkstatt 2011

Kotanyi, Erwin: In 80 Gewürzen um die Welt, Brandstätter Verlag 2011

Matthaei, Bettina: Das große Buch der Gewürze, Verlag Collection Rolf Heyne 2013

Mezger, Julius: Gesichtete homöopathische Arzneimittellehre, 10. Auflage, Haug Verlag 1993

Norman, Jill: Das große Buch der Gewürze, 11. Auflage, AT Verlag 2010

Pahlow, Mannfried: Das große Buch der Heilpflanzen, überarbeitete Neuausgabe, Verlag Gräfe & Unzer 1993

Saller, Reinhard, Bettschart, Roland: Die Heilkraft der Gewürze, 5. Auflage, Verlag Gräfe & Unzer 2002

Vierich, Thomas A., Vilgis, Thomas A.: Die Kunst des Würzens – Aroma, 2. überarbeitete Auflage, Stiftung Warentest 2013

Vonarburg, Bruno: Homöotanik Band 1-4, Haug Verlag 1996

Weiss, Rudolf Fritz, Fintelmann, Volker: Lehrbuch der Phytotherapie, 9. korrigierte Auflage, Hippokrates Verlag 1999

Impressum

Bildnachweis

Dr. Yvonne Höflinger: Titel, S. 2, 77, 82, 84

Via Fotolia:
Mariusz Prusaczyk, S. 3; Oliver Wilde, S. 18; sakdinon, S. 45; Quade, S. 46; Juefraphoto, S. 78

Via Wikimedia Commons:
3268zauber, S. 54; 4028mdk09, S. 81, 117; Anagoria, S. 57; Andreas Trepte, S. 26; AnRo0002, S. 29; Arria Belli, S. 122; B.navez, S. 61, 133; Christian Mertes, S. 114; David Monniaux, S. 10; David, S. 30; Deborahbataille, S. 126; Dinkum, S. 110; Forest & Kim Starr, S. 41, 50, 69; fuzheado, S. 125; Gürkan Sengün, S. 101; H. Zell, S. 25, 53, 65, 66, 72, 85, 86, 102, 137, 138; Hedwig Storch, S. 105; Holger Casselmann, S. 134; Javier martin, S. 113, 121; Jonathunder, S. 89; Karelj, S. 22; Malyadri, S. 21; Marion Schneider & Christoph Aistleitner, S. 141; Matt Lavin, S. 34; Meneerke bloem, S. 97; michael clarke stuff, S. 33; miss pupik, S. 17; Nino Barbieri, S. 62; Philmarin S. 38; Przykuta, S. 36, 37; Radiuk, S. 14; Raffi Kojian, S. 13; Ram!n, S. 94; Remi Jouan, S. 130; Rillke, S. 98; Safa.daneshvar, S. 106; Sanjay Acharya, S. 118; Sivaranjani, S. 74; Slick, S. 70; Sten, S. 136; Stephantom, S. 58; Tangopaso, S. 129; Thomaswanhoff, S. 42; tinofrey, S. 49; Vera Buhl, S. 73; W.A. Djatmiko Wie146, S. 93; Zeynel Cebeci, S. 109; വിമല് ജോസഫ്, S. 90

Postfach 16 42 · 72706 Reutlingen

Layout und Satz:
Bettina Mehmedbegović, Oertel+Spörer Verlags-GmbH + Co. KG
Druck und Einband:
AZ Druck und Datentechnik GmbH, Kempten/Allgäu
Printed in Germany
ISBN 978-3-88627-363-8

Besuchen Sie uns auch im Internet:
www.oertel-spoerer.de